Berenike Seib

Moritz Schmidt-Metzler

Gründer, Gönner und Gelehrte

Biographienreihe der
Goethe-Universität Frankfurt am Main

Herausgegeben von der
Goethe-Universität Frankfurt am Main

SOCIETÄTS
VERLAG

Der Band wurde ermöglicht durch das Bankhaus B. Metzler seel. Sohn + Co. KGaA und die Dr. Senckenbergische Stiftung, Frankfurt am Main.

Berenike Seib

Moritz Schmidt-Metzler

Mediziner, Netzwerker, Wegbereiter

Inhalt

Geleitwort

Als die Frankfurter Universität 1914 gegründet wurde, war sie in vielerlei Hinsicht einmalig: Ihre Existenz verdankte sie nicht dem Akt eines einzelnen Herrschers, sondern dem unermüdlichen Engagement von vielen – von wagemutigen Politikern und großzügigen Bürgern, die sie rein aus privaten Mitteln finanzierten. So beginnt die offizielle Einladung zur Eröffnung der Universität dann auch symbolträchtig mit den Worten: „Frankfurts Bürgersinn hat den Grund zur Universität gelegt.“ Erst dann folgt „seine Majestät der Kaiser“.

Es war die Bürgergesellschaft, die bereits in der ersten Hälfte des 19. Jahrhunderts den Einzug der Wissenschaft in die traditionelle Handels-, Messe- und Bankenstadt vorantrieb. Sie gründete zahlreiche, insbesondere naturwissenschaftliche Vereinigungen. 1817 wurde die Senckenbergische Naturforschende Gesellschaft aus der Taufe gehoben, von der sich einige Jahre später der Physikalische Verein abspaltete. Bis zur Mitte des 19. Jahrhunderts folgten unter anderem die Gründung des Geographischen Vereins, des Ärztlichen Vereins und des Mikroskopischen Vereins. Zu Rivalitäten zwischen den wissenschaftlichen Vereinigungen kam es nicht. Vielmehr suchten sie eigene Entfaltungsmöglichkeiten in räumlicher Nähe zueinander, was sich auch bei der Gründung der Universität als großer Vorteil erweisen sollte.

Einer der bürgerlichen Wegbereiter der Universität war der Frankfurter Arzt und langjährige Vorsitzende der Dr. Senckenbergischen Stiftung Moritz Schmidt-Metzler (1838–1907). Ohne seine wegweisenden Vorarbeiten und sein geschicktes Zusammenspiel mit Oberbürgermeister Franz Adickes wäre das Projekt einer Universität für Frankfurt vermutlich nicht in Gang gekommen. Sein plötzlicher Tod verhinderte, dass er die Umsetzung dieses Plans miterleben konnte. Mit Schmidt-Metzler, der 1863 die Bankierstochter Mathilde Friederike Metzler (1840–1932) heiratete, hat sich bisher noch kein Historiker wirklich beschäftigt. Umso dankbarer sind wir, dass das Bankhaus Metzler alle Archive für die Historikerin Berenike Seib geöffnet hat, um aus bisher unbekannten Dokumenten ein umfassendes Porträt von Schmidt-Metzler und seinen Aktivitäten in der Frankfurter Bürgerschaft zu zeichnen.

Moritz Schmidt-Metzler war ein erfolgreicher Mediziner, angesehenes Mitglied der Frankfurter Gesellschaft und ein hervorragender Netzwerker. Als Spezialist für die damals neue Lehre vom Kehlkopf und seinen Erkrankungen brachte er es bis zum behandelnden Arzt von Kronprinz Friedrich und Kaiser Wilhelm II. Während Schmidt-Metzler weit über die Stadtgrenzen hinaus mit bedeutenden Persönlichkeiten wie dem späteren Nobelpreisträger Paul Ehrlich korrespondierte, war die Villa Metzler am Schaumainkai Treffpunkt der Frankfurter Gesellschaft. Dort kamen Kaufleute, Bankiers, Ärzte sowie weitere Entscheidungsträger aus Politik und Verwaltung zusammen. Mathildes Besuchs- und Tagebücher lesen sich wie ein „who is who“: Franz Adickes, Wilhelm Merton, Henry Oswalt (diesen drei Persönlichkeiten ist bereits jeweils eine Biographie in dieser Reihe gewidmet), die Familien Hauck, Grunelius und Bethmann.

Sein weitgespanntes Netzwerk verdankte Schmidt-Metzler nicht zuletzt seinem Engagement in der Dr. Senckenbergischen Stiftung, der er seit 1868 angehörte. Als ihr Vorsitzender initiierte er gemeinsam mit Oberbürgermeister Adickes in langen und zähen Verhandlungen den Umzug der Senckenbergischen Einrichtungen in die Viktoriaallee, der heutigen Senckenberganlage. Hier siedelten sich neben dem Physikalischen Verein und der Senckenbergischen Bibliothek mit großem Hörsaal auch die Akademie für Sozial- und Handelswissenschaften an. Damit war der Nukleus geschaffen, aus dem sich schon vor Gründung der Hochschule ein echter „Science Campus“ mit umfassendem Fächerspektrum entwickeln konnte.

Das Netzwerken, gern „Metzlern“ genannt, gehört bis heute zu den erfolgreichen Aktivitäten der Bankiersfamilie – stets auch zum Wohle der Stadt und der Universität. Die Familie von Metzler ist der Frankfurter Universität über Generationen verbunden geblieben. Sie unterstützte sie auch finanziell großzügig und mit Geschick. So verband Stadtrat Albert von Metzler seine Stiftung von rund 100.000 Mark mit dem Hinweis, dass das Geld an ihn zurückfalle, sollte die Gründung der Universität nicht bis Anfang 1917 vollzogen sein. Sein gleichnamiger Enkel gehört in den 1920er Jahren zu den ersten Mitgliedern der Vereinigung von Freunden und Förderern der Universität, ebenso wie später Dr. Gustav von Metzler. Bis heute lebt mit der Familie von Metzler das bürgerschaftliche Engagement fort, das die Goethe-Universität ermöglichte und erblühen ließ. Friedrich von Metzler setzt sich in vielfältiger Weise für den Ausbau von Forschung und Lehre am Finanzplatz Frankfurt gerade in den Finanzwissenschaften ein. Untrennbar mit der Goethe-Universität verbunden ist der Name Renate von Metzler. 2005 wurde sie als erste Frau in der Geschichte der Universität zur Ehrensenatorin ernannt.

Ermöglicht wurde dieser Band durch das Bankhaus Metzler und die Dr. Senckenbergische Stiftung. Ihnen gilt ebenso wie der Biographin Berenike Seib und der Lektorin Ulrike Jaspers mein Dank.

Professor Dr. Birgitta Wolff
Präsidentin der Goethe-Universität

I. Einleitung

In der Forschung ist Moritz Schmidt-Metzler (1838–1907) bisher wenig bis kaum beachtet worden. Wenn überhaupt, findet sich sein Name vorwiegend in medizinischer Fachliteratur. Durch die Behandlung von Kaiser Friedrich III. (1831–1888) und die Operation von Kaiser Wilhelm II. (1859–1941) erwarb er sich in Fachkreisen einen großen Namen und war als „Hals-Schmidt" weit über die Grenzen Frankfurts hinaus bekannt. Seine Bedeutung für das gesellschaftliche Leben in der Mainmetropole und für die Gründung der Frankfurter Universität ist hingegen kaum untersucht. Selbst in Werken zur Universitätsgründung taucht er nur am Rande auf. Dabei leistete er wesentliche Vorarbeit, damit es Jahre später überhaupt zur Gründung der Universität kommen konnte. Die räumliche Verlegung derjenigen wissenschaftlichen Einrichtungen, die später zur Keimzelle der naturwissenschaftlichen Fakultät der Universität wurden, ist letztendlich sein Verdienst. Er trieb dieses Vorhaben mit großem Eifer und unermüdlichem persönlichen Einsatz voran, wofür er seine guten Kontakte zu Persönlichkeiten aus Politik, Wirtschaft und Gesellschaft nutzte. Tragischerweise verhinderte sein früher Tod – sieben Jahre vor Gründung der Universität –, dass er selbst zu den Gründern gezählt wird. Das 100-jährige Bestehen der Frankfurter Goethe-Universität ist nun ein geeigneter Anlass, um auch das Lebenswerk Schmidt-Metzlers und seinen Beitrag zur Gründung der Universität mit einer Biographie zu würdigen.

Moritz Schmidt-Metzler stammte aus einer traditionsreichen Kaufmannsfamilie, folgte jedoch dem Vorbild seines Vaters und studierte Medizin. Nach einem Auslandsaufenthalt

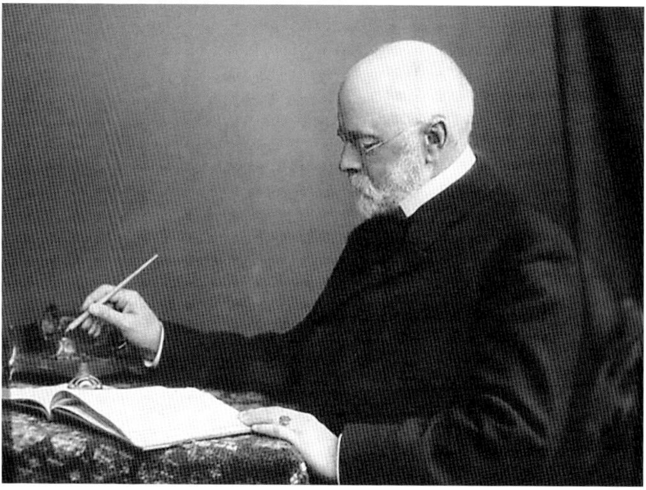

(1) Moritz Schmidt-Metzler, 1903.

ließ er sich in Frankfurt als praktischer Arzt nieder. Das 19. Jahrhundert war eine Zeit des Umbruchs, nicht nur gesellschaftlich, politisch, technisch und wirtschaftlich, sondern auch in der Medizin: Dank großer Fortschritte in den Naturwissenschaften und der Technik ließen sich viele Krankheiten erstmals diagnostizieren und therapieren; althergebrachte Meinungen und Vorstellungen wurden von wissenschaftlich bis heute anerkannten Theorien abgelöst; neue Fachrichtungen entstanden, und die Ärzte begannen sich zunehmend zu spezialisieren. Auch Schmidt-Metzler widmete sich einem Spezialgebiet, der Laryngologie – der Lehre vom Kehlkopf und seinen Erkrankungen. Im Laufe der Zeit avancierte er zu einer Koryphäe auf diesem Gebiet, und er erwarb sich dadurch den Namen „Hals-Schmidt". Als der deutsche Kronprinz Friedrich (der spätere Kaiser Friedrich III.) im Jahr 1887 an Kehlkopfkrebs erkrankte, gehörte er zum Kreis der behandelnden Ärzte. 16 Jahre später operierte Schmidt-Metzler Kaiser Wilhelm II.

an den Stimmbändern. Für seine medizinischen Verdienste wurde er mit zahlreichen Auszeichnungen bedacht.

Moritz Schmidt-Metzler war nicht nur ein herausragender Arzt, sondern auch eine bedeutende Persönlichkeit der Frankfurter Gesellschaft. Seit 1863 war er mit Mathilde Friederike Metzler (1840–1932) verheiratet, einer Tochter des Bankiers Georg Friedrich Metzler (1806–1889). Gemeinsam bewohnten sie viele Jahre die Villa Metzler am Schaumainkai 15 (heute: Historische Villa Metzler), die seit den 1960er Jahren zum Museum Angewandte Kunst gehört. Dort empfingen sie regelmäßig Damen und Herren aus Politik, Wirtschaft, Wissenschaft und Gesellschaft. Moritz Schmidt-Metzler unterhielt zudem einen regen Briefwechsel mit bedeutenden Persönlichkeiten sowie wissenschaftlichen Vereinen und Einrichtungen seiner Zeit. Neben dem Frankfurter Oberbürgermeister Franz Adickes (1846–1915) zählten dazu unter anderem die Kaiser Friedrich III. und Wilhelm II., die Mediziner Paul Ehrlich (1854–1915), Rudolf Virchow (1821–1902) und Emil von Behring (1854–1917), unzählige Familienmitglieder und zahlreiche Vereinigungen von Medizinern. Damit baute er sich ein umfassendes Beziehungsnetz weit über die Grenzen Frankfurts hinaus auf. Außerdem engagierte er sich in zahlreichen Vereinen und Institutionen wie dem Ärztlichen Verein und hatte dort mehrfach leitende Positionen inne. Auf der 68. Versammlung der Gesellschaft Deutscher Naturforscher und Ärzte im Jahr 1896 führte er den Vorsitz und unterstützte die Umsiedlung des Königlichen Instituts für Experimentelle Therapie von Berlin nach Frankfurt am Main, das der spätere Nobelpreisträger Paul Ehrlich leitete. Über 25 Jahre war er zudem in den evangelischen Kirchengemeinden Frankfurts tätig, was die theologische Fakultät der Universität Marburg dazu bewog, ihm den Ehrendoktortitel zu verleihen.

Das größte Engagement Moritz Schmidt-Metzlers galt der Dr. Senckenbergischen Stiftung, der er seit 1868 angehörte und deren Vorsitz er in den Jahren 1883 bis 1907 innehatte. In dieser Position war er maßgeblich an ihrer Umgestaltung beteiligt. In enger Zusammenarbeit mit dem Oberbürgermeister Franz Adickes und der Senckenbergischen Naturforschenden Gesellschaft (heute: Senckenberg Gesellschaft für Naturforschung) gelang es ihm durch jahrelange Verhandlungen mit den städtischen Behörden, dass die Senckenbergischen Einrichtungen vom ursprünglichen Stiftungsgelände am Eschenheimer Turm an die Viktoriaallee (heute: Senckenberganlage) und die Nibelungenallee verlegt wurden. Adickes bezog bei seinen Überlegungen zur Gründung einer Universität schon früh die Dr. Senckenbergische Stiftung mit ein. Die Verlegung war einer der wichtigen Meilensteine auf dem Weg zur Gründung der Frankfurter Universität, denn um die Neubauten der Senckenbergischen Einrichtungen siedelten sich zahlreiche weitere wissenschaftliche Einrichtungen und Vereine an, deren Vertreter die Idee zur Gründung der Universität unterstützten und die zu den Mitunterzeichnern der Stiftungsurkunde der Frankfurter Universität im Jahr 1914 gehörten.

Moritz Schmidt-Metzler engagierte sich in seiner Position als Vorsitzender der Administration der Dr. Senckenbergischen Stiftung unermüdlich für die Verlegung der Senckenbergischen Einrichtungen, die auf dem alten Stiftungsgelände am Eschenheimer Turm unter akutem Platzmangel litten. An den langwierigen Verhandlungen mit dem Bauamt und dem Magistrat der Stadt Frankfurt war er federführend beteiligt. Viele Hindernisse mussten aus dem Weg geräumt werden. So gab es immer wieder Probleme bei der Finanzierung des Vorhabens. Darüber hinaus führte die Beteiligung der neu gegründeten Jügel-Stiftung an dem Vorhaben zu Kontroversen, denn sowohl die Administration der Dr. Senckenbergischen Stiftung als auch die Stadtverordnetenversammlung widersprachen einer Zulassung der Jügel-Stiftung. Letztendlich konnte Adickes beide jedoch umstimmen. Die Pläne zur Verlegung der Senckenbergischen Einrichtungen wurden damit konkreter. Auf einer Fahrt nach Berlin und in weiteren Verhandlungen erörterten Adickes und Schmidt-Metzler die Lage. Im Februar 1903 legte die Administration der Dr. Senckenbergischen Stiftung in einer Sondersitzung ihr Vorhaben dar, es folgte die Genehmigung durch die städtischen Gremien.

Anlässlich des 140. Jahrestages ihrer Gründung vollzog die Dr. Senckenbergische Stiftung die Verträge in einer Feierstunde; Schmidt-Metzler würdigte die Bedeutung dieser Stunde in einer Ansprache. In den folgenden Jahren waren Schmidt-Metzler und die gesamte Administration mit den Arbeiten an den Neubauten und der Neuorganisation der Dr. Senckenbergischen Stiftung beschäftigt. Die Gebäude an der Viktoriaallee und der Nibelungenallee wurden im Jahr 1907 fertiggestellt und danach feierlich eingeweiht. Schmidt-Metzler zählte bei all diesen Einweihungsfeiern zu den Ehrengästen und hielt Ansprachen in seiner Funktion als Vorsitzender der Administration der Dr. Senckenbergischen Stiftung. Obwohl er die eigentliche Gründung der Universität im Jahr 1914 nicht mehr erlebte, gehörte Moritz Schmidt-Metzler zu ihren wichtigsten Wegbereitern.

II. Herkunft – die Familie „Tee-Schmidt“

Moritz Schmidt-Metzler wurde am 15. März 1838 in Frankfurt am Main geboren. Seine Familie stammte ursprünglich aus Dortmund und wurde im Jahr 1623 erstmals erwähnt.[1] Sein Ururgroßvater Heinrich Wilhelm Schmidt (1697–1761) kam 1726 nach Frankfurt, erwarb dort das Bürgerrecht und gründete wahrscheinlich noch im selben Jahr eine Großhandlung für Tee, Kaffee und indische Seidenwaren. Die brachte der Familie den Namen „Tee-Schmidt“ ein. In Frankfurt pflegte Heinrich Wilhelm Schmidt Kontakte zu bedeutenden und einflussreichen Persönlichkeiten der Stadt, und er genoss selbst ein hohes Ansehen. Schon 1741 wurde er Mitglied des „51er Kollegs“, das als Bürgerausschuss die Aufgabe hatte, die Magistratspolitik zu überwachen – insbesondere die städtischen Einnahmen und Ausgaben. Seine Nachkommen gehörten diesem Gremium ebenfalls an und bauten die Teehandlung zu einem weit über die Grenzen der Region hinaus bekannten Handelsunternehmen aus. Johann Friedrich Schmidt (1779–1853), ein Enkel Heinrich Wilhelms, gehörte 1808 zu den Mitbegründern der Handelskammer Frankfurt am Main. Das Teehaus blieb bis 1962 im Besitz der Familie.

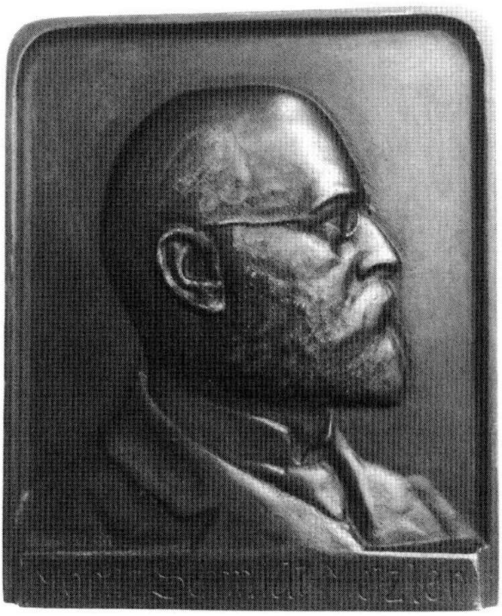

(2) Einseitige Bronzeguss-Plakette Moritz Schmidt-Metzlers des Medailleurs Karl Adolf Dauert (1875–1944/1945), ohne Jahr.

Entgegen der kaufmännischen Tradition in seiner Familie absolvierte Johann Friedrichs Sohn Adolf Schmidt (1806–1889) ein Medizinstudium in Königsberg, Heidelberg und Halle, das er 1830 mit der Promotion beendete. Danach ließ er sich als praktischer Arzt in der Hochstraße 29 in Frankfurt nieder. Gemeinsam mit anderen Frankfurter Ärzten bemühte sich Adolf Schmidt um eine bessere medizinische Versorgung der Armen in Frankfurt und gründete 1834 unter anderem mit Friedrich Wilhelm Fabricius (1810–1872), Heinrich Hoffmann (1809–1894), Simon Moritz Ponfick (1809–1868) und Johann Georg Varrentrapp (1809–1886) die Armenklinik in der Meisengasse mit zehn Betten. In dieser Klinik wurden auch Kranke aus den umliegenden Dörfern versorgt. Darüber hinaus war er 1845 an der Gründung des Ärztlichen Vereins und zehn Jahre später an der des Mikroskopischen Vereins beteiligt. In beiden Organisationen übte er verschiedene leitende Positionen aus. Durch sein Interesse an der Biologie wurde er außerdem zum Sektionär der Senckenbergischen Naturforschenden Gesellschaft auf dem Gebiet der Weichtiere und baute eine bedeutende Sammlung für das Senckenberg-Museum auf. Bei seinen mikroskopischen Forschungen machte er einige Entde-

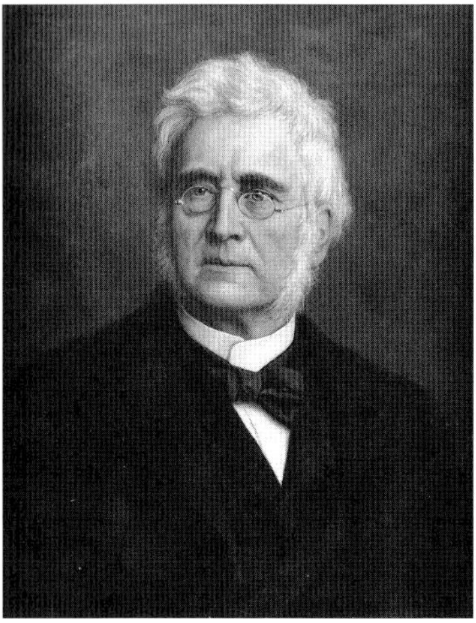

(3) Adolf Schmidt-Heyder, der Vater von Moritz Schmidt-Metzler. Ölporträt aus der Sammlung der Dr. Senckenbergischen Stiftung. Schmidt-Metzler stiftete das Porträt anlässlich der Einweihung der Senckenbergischen Bibliothek am 28. Februar 1907. Norbert Schrödl, 1907.

ckungen: So wies er nach, dass die Larve einer im menschlichen Körper vorkommenden Bandwurmart nicht wie ursprünglich gedacht vom Schwein, sondern vom Rind übertragen wird. Diese Erkenntnis war wegweisend für die Lebensmittelhygiene im 19. Jahrhundert. Aufgrund seiner Verdienste wurde sein von Norbert Schrödl (1842–1912) gemaltes Bildnis in die Porträtsammlung der Dr. Senckenbergischen Stiftung aufgenommen.

Adolf Schmidt heiratete am 5. Januar 1836 die Bankierstochter Catharina Gertraude Mathilde Heyder (1814–1899) und nannte sich fortan „Schmidt-Heyder". Neben Moritz Schmidt-Metzler gingen noch zwei weitere Kinder aus dieser Verbindung hervor: Das jüngste war Pauline Schmidt (1840–1856). Obwohl sie schon in jungen Jahren starb, blieb sie der Nachwelt in besonderer Weise in Erinnerung, denn sie diente Heinrich Hoffmann als Vorbild für das Paulinchen in seinem 1845 veröffentlichten Kinderbuch *Struwwelpeter*. Heinrich Hoffmann und Adolf Schmidt-Heyder hatten nicht nur gemeinsam die Armenklinik gegründet, beide Arztfamilien waren auch eng miteinander befreundet, und Pauline war die Spielgefährtin von Hoffmanns

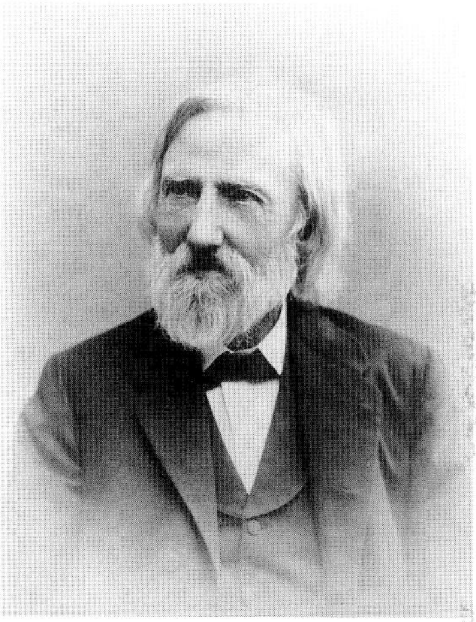

(4) Heinrich Hoffmann war von 1851 bis 1888 Direktor der Anstalt für Irre und Epileptische, der städtischen Nervenheilanstalt Frankfurts. Durch seine Initiative wurde in der ersten Hälfte der 1860er Jahre ein moderner Neubau für die Anstalt auf dem Affensteiner Feld im damals noch unbebauten nördlichen Westend errichtet.

Kindern. Von Kindheit an war sie häufig krank, und Hoffmann hatte ihr mit der Nennung ihres Namens in seinem Kinderbuch eine Freude bereiten wollen. Anders als im *Struwwelpeter* beschrieben, starb Pauline jedoch nicht durch einen Unfall mit Feuer, sondern an Typhus. Ihre Grabstätte auf dem Frankfurter Hauptfriedhof zieht bis heute zahlreiche Besucher an.

Das älteste der drei Kinder war Rudolf Schmidt (1836–1903). Er ging gemeinsam mit seinem Bruder Moritz Schmidt-Metzler in Frankfurt zur Schule. Im Kreise der Nachkommen wird überliefert, dass Adolf Schmidt-Heyder seine Söhne einem Test unterzogen habe, welcher der beiden für den Arztberuf geeignet sei. Dazu nahm er sie mit in eine Sezierhalle und schaute, wer nicht ohnmächtig wurde. Diesem Test hielt Rudolf offensichtlich nicht stand, denn er wandte sich den Ingenieurswissenschaften zu. Er heiratete zweimal – Elisabeth Eleonore de Neufville (1842–1880) und Anna Theoda Wilhelmine Johanna Elisabeth Müller (1845–1923) – und hatte insgesamt fünf Kinder. Moritz hingegen folgte dem Vorbild seines Vaters und nahm 1857 ein Medizinstudium in Göttingen auf. Dort gehörte er Brunsviga an, der ältesten und größten Burschenschaft Göttingens. Am 11. Dezember 1860 wurde er mit der Arbeit *De renum structura quaestiones* promoviert.

III. Der „Hals-Schmidt“

Nach erfolgreicher Promotion begab sich Moritz Schmidt-Metzler auf eine Studienreise durch Europa. In Krankenhäusern in Wien, Berlin, Utrecht, London, Edinburgh, Dublin und Paris machte er sich mit verschiedenen medizinischen Fachrichtungen vertraut. In dieser Zeit begann sich die Laryngologie als Spezialdisziplin von der Chirurgie und der Inneren Medizin abzuspalten. In Wien traf Schmidt-Metzler auf den Mediziner Ludwig Türck (1810–1868), der dort gerade den Kehlkopfspiegel einführte, um so Kehlkopf und Stimmbänder untersuchen zu können. Mit diesem Instrument konnte die laryngoskopische Diagnostik verbessert und erstmals das Krankheitsbild des Kehlkopfkrebses dokumentiert werden. Schmidt-Metzler widmete sich zu dieser Zeit jedoch der Augenheilkunde und schenkte der neuen Methode vorerst wenig Aufmerksamkeit. Er reiste nach Utrecht zu dem Augenspezialisten und Physiologen Franciscus Cornelis Donders (1818–1889) und später auch nach London ins Moorfields Augenhospital. Dort traf er auf den Physiologen Johann Nepomuk Czermak (1828–1873), der wie Türck als Pionier der Laryngologie gilt und ebenfalls mit dem Kehlkopfspiegel arbeitete. Czermak bereiste die Wissenschaftszentren Europas, um die Anwendung des Kehlkopfspiegels einem größeren Publikum zu demonstrieren, und trug so dazu bei, diese neue Diagnosemethode zu verbreiten. Bei ihm lernte Schmidt-Metzler als einer der ersten den Einsatz des Kehlkopfspiegels kennen. Nach eigenen Angaben erfuhr Schmidt-Metzler jedoch erst später, dass sein Lehrmeister einer der Erfinder des Kehlkopfspiegels war. In seinem Werk *Die Krankheiten der*

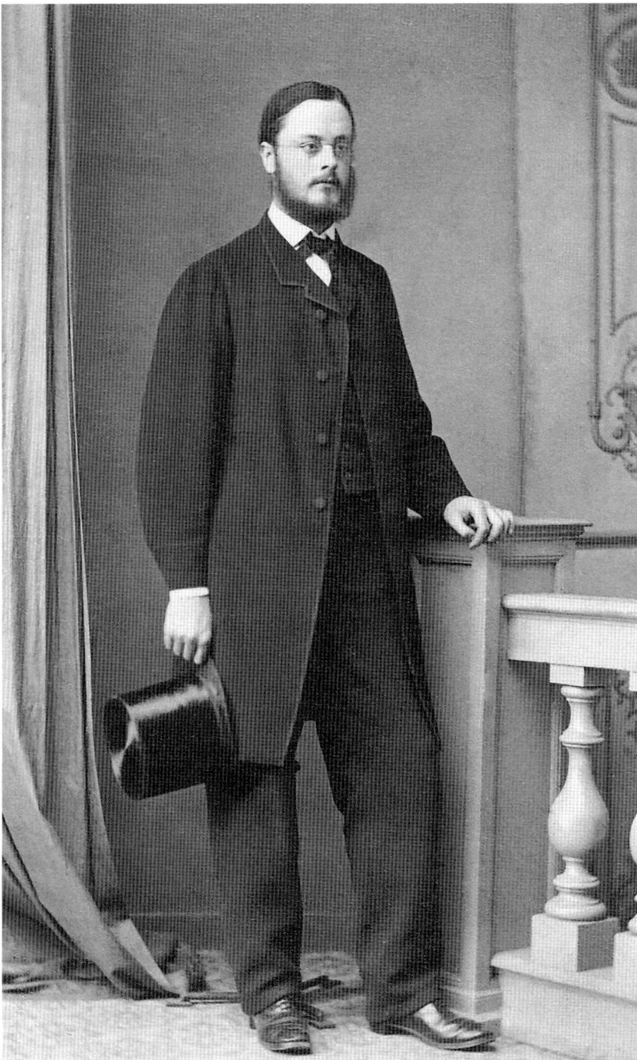

(5) Moritz Schmidt-Metzler, um 1860.

oberen Luftwege bezeichnete Schmidt-Metzler sich selbst als Autodidakt.

Am 23. April 1862 ließ sich Moritz Schmidt-Metzler zunächst als praktischer Arzt in seiner Heimatstadt Frankfurt am Main nieder. Er verfolgte einen ganzheitlichen Therapieansatz und sprach sich generell dafür aus, dass sich jeder Spezialist, zumindest in den ersten Jahren seiner Tätigkeit, mit „der hausärztlichen Praxis vertraut machen muß, wenn er nicht in Gefahr geraten soll, über dem kranken Organe den kranken Menschen zu vergessen.“[2] Seine Patienten hatten großes Vertrauen zu ihm. Insgesamt 26 Jahre führte er seine Hausarztpraxis, die er erst aufgab, als sie sich nicht mehr mit seiner Fachtätigkeit als Laryngologe vereinbaren ließ.

Noch 1862 wurde Moritz Schmidt-Metzler Assistenzarzt des bekannten Frankfurter Chirurgen Gustav Passavant (1815–1893) im Bürgerhospital, das sich damals noch am Eschenheimer Turm befand. Passavant hatte starkes Interesse

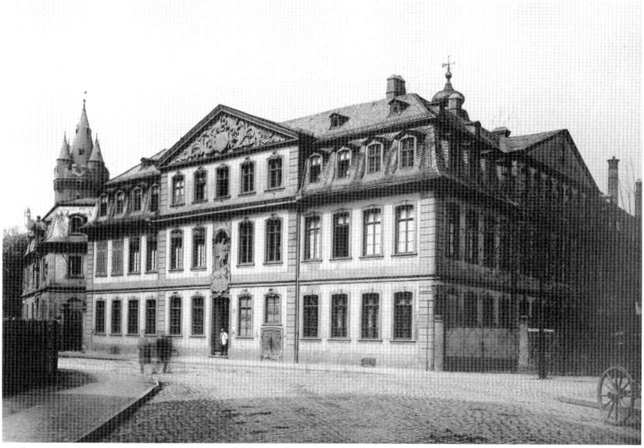

(6) Das alte Bürgerhospital in der Stiftstraße. Im Hintergrund links sieht man den Eschenheimer Turm.

an der Laryngologie und förderte Schmidt-Metzler, denn dieser war der erste und lange Zeit auch einzige Arzt in Frankfurt, der mit der Anwendung des Kehlkopfspiegels vertraut war, was große Erfahrung und manuelle Geschicklichkeit erforderte. Passavant gestattete Schmidt-Metzler, im Bürgerhospital eine laryngologische Sprechstunde abzuhalten. Um sich aber ganz seiner eigenen Praxis widmen zu können, gab Schmidt-Metzler die Assistentenstelle nach einem Jahr wieder auf. Seine Patienten kamen aus ganz Europa und sogar aus Nordamerika zu ihm, um ihre Hals- und Rachenerkrankungen behandeln zu lassen. So suchte ihn 1893 mehrmals die Kronprinzessin von Schweden, Viktoria von Baden (1862–1930), auf. Frankfurt wurde durch ihn zu einem Zentrum der Laryngologie.

Am 9. November 1863 heiratete Moritz Schmidt-Metzler Mathilde Friederike Metzler. Schmidt-Metzler führte fortan auch den Namen seiner Frau, wie es bereits sein Vater getan hatte. Die Ehe blieb kinderlos. In den ersten Ehejahren wohnte das Paar bei den Schwiegereltern in der Großen Gallusstraße 18, in der sich auch das Bankhaus Metzler befand. In einem Nebengebäude des Anwesens praktizierte Schmidt-Metzler fortan. Mathilde war eine Tochter des Bankiers Georg Friedrich Metzler und seiner Frau Johanna Bertha (1811–1882), geborene Fuchs. Ihre Brüder waren die Bankiers Carl von Metzler (1835–1922) und Stadtrat Albert von Metzler (1839–1918).

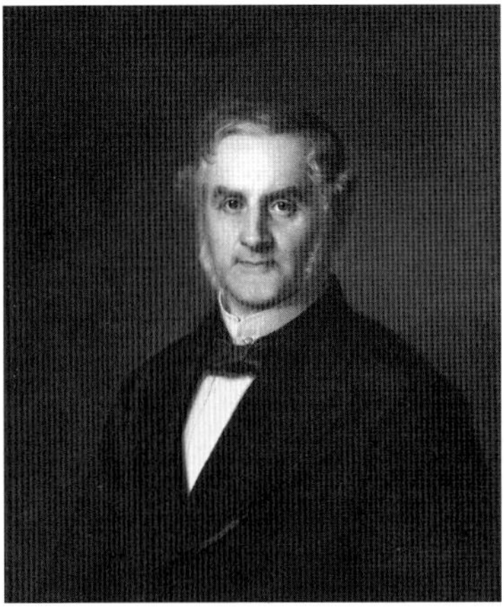

(7) Georg Friedrich Metzler. Hermann Winterhalter (1808–1891), 1872.

Die Familie Metzler ist nachweislich seit 1671 in Frankfurt ansässig. In jenem Jahr kam Benjamin Metzler (1650–1686), ein Pfarrerssohn aus dem sächsischen Vogtland, in die Stadt, um als Buchhalter in einer Tuchhandlung zu arbeiten. Drei Jahre später gründete er seine eigene Tuchhandlung, aus der sich unter seinen Nachkommen ein Privatbankhaus entwickelte, das sich bis heute im Besitz der Familie befindet. Der Urenkel des Firmengründers und Urgroßvater von Mathilde Schmidt-Metzler, Friedrich Metzler (1749–1825), gehört zu den herausragenden Bankiers der Familie. Er arrangierte unter anderem Finanzierungen für das preußische Königshaus und engagierte sich im gesellschaftlichen Leben Frankfurts. Als Georg Friedrich Metzler, der Schwiegervater Moritz Schmidt-Metzlers, 1831 in die Geschäftsleitung eintrat, nahm das Geschäft weiteren Aufschwung, und seine Söhne Carl von Metzler und Stadtrat Albert von Metzler führten es schließlich zur erneuten Blüte. Sie wandten sich dem Effektenhandel und Depotgeschäft zu, und schon innerhalb weniger Jahre betreuten sie eines der größten Depotvolumen Frankfurter Banken. Ebenso legten sie in diesen Jahren die Basis für die Verwaltung fremder Vermögen, ein bis heute wichtiger Geschäftszweig für das Bankhaus. Hier zählten die Metzlers viele vermögende Frankfurter Privatiers zu ihren Kunden.

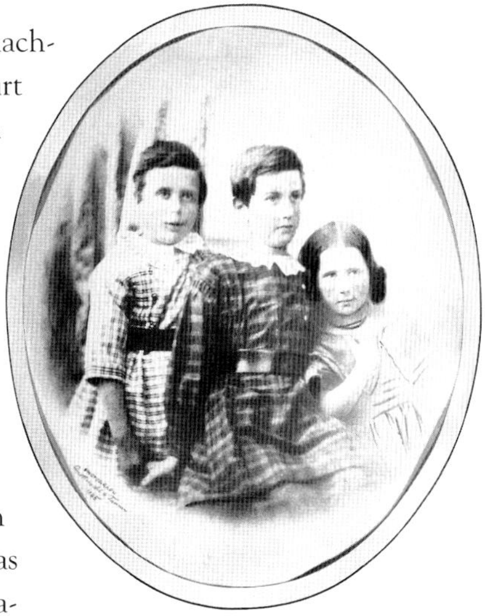

(8) Carl, Albert und Mathilde von Metzler, 1845.

In den gehobenen Frankfurter Kreisen spielte die Heiratspolitik eine wichtige Rolle. Zwischen den alteingesessenen Frankfurter Familien gab es zahlreiche verwandtschaftliche Verbindungen. Die Familien heirateten untereinander, erbten Teile anderer Firmen, wurden Teilhaber einer Firma oder gründeten eigene Unternehmen. Gleiche Lebensverhältnisse und Gewohnheiten begünstigten diese Verbindungen. Birgit Wörner stellt in ihrer Dissertationsschrift[3] über die Lebensverhältnisse Frankfurter Bankiersfamilien im ausgehenden 19. Jahrhundert fest, dass Kaufmanns- und Bankiersfamilien gerne unter sich blieben. Ebenso waren ab der Mitte des 19. Jahrhunderts zunehmend Juristen und Ärzte als Ehepartner beliebt. Diese stammten selbst häufig aus den alten Frankfur-

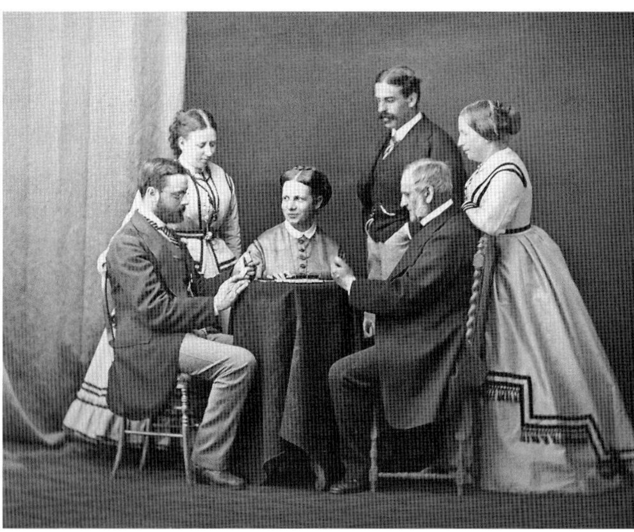

(9) v. l.: Moritz Schmidt-Metzler, Mathilde Schmidt-Metzler geb. Metzler, Maria Metzler geb. Lemmé (Ehefrau von Albert von Metzler), Albert von Metzler, Georg Friedrich Metzler, Bertha Metzler geb. Fuchs (Ehefrau von Georg Friedrich Metzler), 1870.

ter Familien, ihr gesellschaftliches Ansehen war jedoch höher als das der Bankiers, und durch eine verwandtschaftliche Verbindung ließ sich das eigene gesellschaftliche Ansehen noch steigern.[4] Die Ehe zwischen Mathilde und Moritz ist ein gutes Beispiel für eine solche Verbindung. Darüber hinaus bestanden vorher schon zwei weitere Ehen zwischen den Familien Schmidt und Metzler.[5]

Moritz Schmidt-Metzler trat in die Fußstapfen seines Vaters und setzte sich für die Bekämpfung der Tuberkulose ein. Vater und Sohn machten sich um den Einsatz wirksamer Therapien verdient – galt doch die Kehlkopftuberkulose bis dahin als unheilbar. Erstmals hatte der schlesische Arzt Hermann Brehmer (1826–1889) in den 1850er-Jahren versucht, Lungentuberkulose mit einer Kur aus frischer Luft, Bädern und alkoholischen Getränken zu heilen, und damit gute Erfolge erzielt. Seine Kritiker bezeichneten ihn als Scharlatan, und ihm wurde es untersagt, eine Heilanstalt zu errichten. Lediglich zwei Ärzte schenkten seinen Aussagen Glauben. Einer von ihnen war Moritz Schmidt-Metzlers Vater Adolf Schmidt-Heyder. Er hatte einige Erkrankte zu Brehmer geschickt, obwohl ihm andere Ärzte schon allein wegen der langen Anreise davon abgeraten hatten. Bereits die erste Patientin kam gesund zurück, und der Fall erregte große Aufmerksamkeit in Ärztekreisen. Brehmer hielt sich nach der geglückten Behandlung häufiger in Frankfurt auf und lernte über Adolf Schmidt-Heyder auch dessen Sohn kennen, der ebenso wie sein Vater Brehmers Methode zur Bekämpfung der Lungentuberkulose nutzte. Schmidt-Metzler ging davon aus, dass auch die Kehlkopftuberkulose heilbar sei. Mit seiner ganzheitlichen, das heißt teils medikamentösen, teils chirurgischen Behandlung der Erkrankten, erzielte er in zahlreichen Fällen große Erfolge. Dennoch zweifelte die Fachwelt die Therapie an, und

Schmidt-Metzler musste sich gegen harten Widerstand aus den Reihen seiner Berufskollegen und gegen festgefahrene medizinische Meinungen durchsetzen. Eine Episode aus dem Jahr 1880 verdeutlicht dies: Als Schmidt-Metzler den Aufsatz *Die Kehlkopfschwindsucht und ihre Heilung* im *Deutschen Archiv für klinische Medizin* veröffentlichen wollte, nahm der Herausgeber die Arbeit nur unter der Bedingung an, dass Schmidt-Metzler das Wort „Heilung" durch „Behandlung" ersetzte, da eine Heilung der Kehlkopftuberkulose ausgeschlossen sei.

Zu Beginn der 1870er Jahre regte Moritz Schmidt-Metzler die Gründung einer Lungenheilanstalt an. Sie wurde bereits 1873 mit finanzieller Unterstützung Frankfurter Bürger in Falkenstein im Taunus errichtet. Auf seinen Vorschlag hin wurde der Lungenspezialist Peter Dettweiler (1837–1904) zum Leiter der Klinik ernannt. Dettweiler war nach seinem Medizinstudium selbst an Lungentuberkulose erkrankt und erfolgreich von Hermann Brehmer behandelt worden, der ihn dann als Assis-

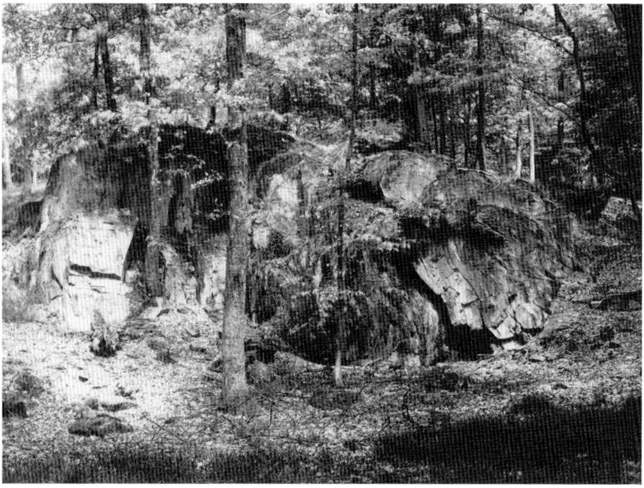

(10) Der Moritz-Felsen in Falkenstein.

tenten beschäftigte und mit seiner Methode zur Heilung der Lungentuberkulose vertraut machte. Schmidt-Metzler trieb ebenso eine Initiative zur Errichtung einer weiteren Klinik für Lungenkranke voran. Die Volksheilstätte in Ruppertshain öffnete am 22. Oktober 1895 ihre Pforten. Sie war die erste eigenständige Volksheilstätte in Deutschland und befand sich mit Wasserleitungen und einer Niederdampfdruckheizung auf dem neuesten Stand der Technik im Kaiserreich. Der Mikrobiologe Robert Koch (1843–1910) hatte 1882 den Erreger der Tuberkulose entdeckt und damit nachgewiesen, dass es sich um eine Infektionskrankheit handelt. Damit hatte sich auch Schmidt-Metzlers These, dass die Tuberkulose heilbar sei, bestätigt. Als Anerkennung für seine Verdienste wurde unweit von Falkenstein ein Felsen in „Moritz-Felsen“ umbenannt.

IV. Ein Frankfurter als Arzt zweier Kaiser

Ab 1886 widmete sich Moritz Schmidt-Metzler ausschließlich der Laryngologie, weswegen er in Frankfurt den Beinamen „Hals-Schmidt" erhielt. Trotz seiner Erfolge wurde er in der Fachwelt nach wie vor kaum gewürdigt. Seine Reputation stieg erst, als er 1887 zur Behandlung des deutschen Kronprinzen Friedrich, des späteren Kaisers Friedrich III., hinzugezogen wurde. Der Kronprinz litt zu Beginn des Jahres 1887 wiederholt an Heiserkeit. Er selbst und auch seine Leibärzte maßen dem jedoch keine große Bedeutung bei, da er starker Raucher war und auch in früheren Jahren schon oft an Erkältungen und Halsbeschwerden gelitten hatte. Der hinzugezogene Hals- und Kehlkopfspezialist der Berliner Charité, Carl Gerhardt (1833–1902), diagnostizierte gutartige Knötchen am linken Stimmband. Trotz zahlreicher Behandlungsversuche trat keine Besserung ein, so dass sein Leibarzt August Wegner (1846–1905) ihm im April 1887 eine Kur in Bad Ems verordnete, um ihn einige Zeit seiner Pflichten und Aufgaben zu entheben und ihm Erholung zu verschaffen.[6] Da auch die Kurbehandlungen keine Verbesserung des Gesundheitszustands des Kronprinzen brachten, wurden nach dessen Rückkehr nach Potsdam im Mai 1887 weitere Spezialisten hinzugezogen. Fürst Georg zu Solms-Braunfels (1836–1891) empfahl bereits zu diesem Zeitpunkt den Frankfurter Laryngologen Moritz Schmidt-Metzler, der jedoch noch nicht angefragt wurde. Die deutschen Ärzte unter Leitung des Direktors der Chirurgischen Klinik der Friedrich-Wilhelms-Universität in Berlin, Ernst von Bergmann (1836–1907), diagnostizierten eine bösartige Erkrankung und schlugen eine Operation vor. Diese Diagnose rief beim Kronprinzen große Bestürzung hervor. Reichskanzler Otto von Bismarck (1815–1898) optierte gegen eine Operation. Auf Wunsch der deutschen Ärzte wurde der englische Kehlkopfspezialist Morell Mackenzie (1837–1892) geholt, ehe Friedrich operiert wurde. Der Operationssaal war bereits vorbereitet, als Mackenzie eine gutartige Erkrankung diagnostizierte und damit eine Operation unnötig erschien. Die deutschen Ärzte wurden daraufhin weitestgehend von der weiteren Behandlung ausgeschlossen.

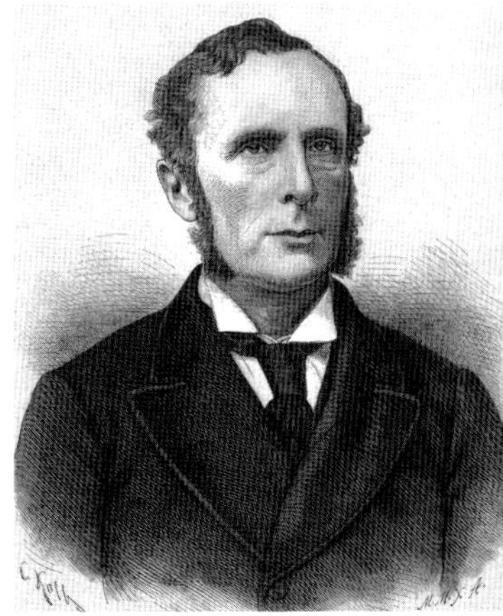

(11) Der englische Spezialist für Hals- und Kehlkopfkrankheiten Sir Morell Mackenzie, 1888.

Um dem kalten deutschen Winter zu entfliehen, begab sich Kronprinz Friedrich im Herbst in die Villa Zirio nach San Remo. Sein Zustand verschlechterte sich weiter, und am 6. November 1887 bestätigte auch Mackenzie die Diagnose Kehlkopfkrebs.[7] Kaiser Wilhelm I. (1797–1888) schickte nach zuverlässigen Informationen über den Gesundheitszustand seines Sohnes. Er wünschte sich dafür „eine völlig freie und unbeeinflußte Persönlichkeit".[8] Ernst von Bergmann empfahl den kaiserlichen Leibärzten daraufhin Moritz Schmidt-Metzler. Gemeinsam mit Prinz Wilhelm, dem späteren Kaiser Wilhelm II., erhielt er am 7. November 1887 den Befehl, auf schnellstem Wege mit der Kutsche nach San Remo zu eilen. Zwei Tage später trafen beide dort ein.[9] Auch der Wiener Laryngologe Leopold von Schrötter (1837–1908) und Mackenzie waren vor Ort. Am 11. November versammelten sich alle Ärzte in der Villa des Kronprinzen. Friedrich

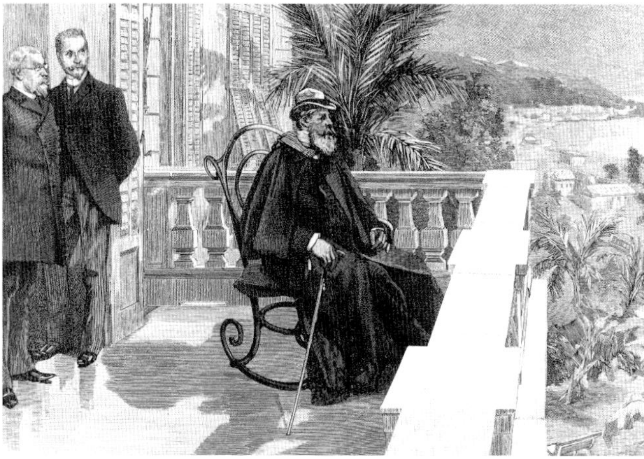

(12) Der kranke Kronprinz Friedrich auf dem Balkon der Villa Zirio in San Remo, 1887.

notierte dazu in seinem Tagebuch: „Sämtliche Ärzte untersuchten mich 10 Uhr, konnten aber nur mühsam heran wegen Schleimhautgeschwulst, gegen die ich die Umschläge machen muß… Dr. Schmidt aus Frankfurt a/M ward vorgestellt.“[10] Friedrich war über den Besuch seines Sohnes Wilhelm und Schmidt-Metzlers vorab nicht unterrichtet worden; zudem traute er der Meinung des deutschen Arztes nicht, wovon ein Schreiben an seinen Adjutanten Hugo von Winterfeld (1836–1898) zeugt, das der Kronprinz noch am selben Tag abfasste: „Bitte suchen Sie zu erfahren, wer denn dem Dr. Schmidt aus Frankfurt eigentlich den Auftrag ertheilte, hierherzukommen. Er muß doch auf Grund irgend eines telegr. oder schriftlichen Befehls aus Berlin seine Reise angetreten haben und sich auf solche gestützt bei mir melden und einführen laßen, ehe ich ihn empfange. Auf ein verstümmeltes telegr. hin allein kann ich doch einen Fremden nicht ohne Weiteres zu mir laßen, den der Kaiser ebenso wenig wie ich kennt…“[11]

Bei der Untersuchung des Kronprinzen im Anschluss an die ärztliche Besprechung diagnostizierte Leopold von Schrötter ein Übergreifen der Tumore auf das rechte Stimmband. Er notierte später: „Auch Dr. Schmidt schloß sich meiner Ansicht vollinhaltlich an."[12] Für die *Berliner Broschüre* hielt Schmidt-Metzler fest, dass sich die „Schwellung ... an der Hinterwand herüber nach der rechten Seite [zog], wo sie an einem Hanfkorn großen, rothen Knötchen ... des rechten Stimmbandes endigte."[13] Er betonte, dass er „eine solche Knötchenbildung wie die am rechten Stimmbande, nur bei Carcinom gesehen habe"[14] und hegte, nachdem ihm der Verlauf der Krankheit vorgetragen worden war, nicht den geringsten Zweifel, „daß die im November von mir beobachteten Krankheitserscheinungen in direktem Zusammenhang mit den von März bis Mai 1887 gesehenen standen."[15] Auf einem Ärztekongress in Berlin wiederholte er wenige Tag später, dass der von ihm wahrgenommene Tumor derjenige sei, den seine deutschen Kollegen schon im Frühjahr gesehen hatten. Noch in San Remo unterbreiteten alle anwesenden Ärzte dem Kronprinzen die Vor- und Nachteile einer Totaloperation. Eine komplette Entfernung des Kehlkopfs hätte den Verlust der Stimme bedeutet. Damit wäre für den Kronprinzen eine Thronbesteigung fast ausgeschlossen gewesen. Dennoch kam für Schmidt-Metzler nur infrage, den Kehlkopf aufgrund des Fortschritts der Krankheit komplett zu entfernen, auch wenn eine solche Operation lebensgefährlich war. Schon am Abend des 12. November 1887 erschien im *Reichsanzeiger* ein erstes, vermutlich vom Kaiser genehmigtes Bulletin über die Krankheit des Kronprinzen. Darin hieß es: „Nach den Nachrichten aus San Remo ist leider kein Zweifel mehr darüber möglich, daß das Leiden Sr. Kaiserlichen und Königlichen Hoheit des Kronprinzen in der That carcinomatöser Natur ist. Ueber die weitere Behandlung wird eine zuverlässige Nachricht erst möglich sein, nachdem der auf Allerhöchsten Befehl nach San Remo geschickte Dr. Moritz Schmidt hier mündlichen Bericht erstattet haben wird."[16] Bereits am folgenden Tag erstattete Schmidt-Metzler dem Kaiser in Berlin persönlich Bericht. Der Befunde der deutschen Ärzte wurde in einem elfseitigen Protokoll schriftlich festgehalten. Da der Kronprinz eine totale Entfernung seines Kehlkopfes ablehnte,[17] empfahl Schmidt-Metzler in Absprache mit den anderen behandelnden Ärzten einen Luftröhrenschnitt, falls die voranschreitende Erkrankung dies erforderlich machen sollte. Dieser Ratschlag des Frankfurters sorgte dafür, dass der Kronprinz den Thron überhaupt besteigen konnte: Noch in San Remo rettete der deutsche Chirurg Friedrich Gustav von Bramann (1854–1913), ein Assistent Ernst von Bergmanns, nach Abreise der weiteren deutschen Ärzte den Kronprinzen mit einem Luftröhrenschnitt vor dem Erstickungstod. Dem Kronprinzen war in San Remo bereits bewusst, dass er sein Todesurteil gehört hatte. Sein Tagebucheintrag am 11. November 1887 endete mit den Worten: „Somit werde ich wohl mein Haus bestellen müssen."[18]

Wieder zurück in Frankfurt, berichtete Moritz Schmidt-Metzler den Mitgliedern des Ärztlichen Vereins von seiner Reise nach San Remo und über *Die Krankheit seiner kaiserlichen Hoheit*. Da die Erkrankung des Kronprinzen bereits durch den Bericht im *Reichsanzeiger* öffentlich gemacht worden war, war dies sicherlich legitim. Dennoch bat Schmidt-Metzler die teilnehmenden Ärzte um Diskretion, um zu verhindern, dass Details aus den Besprechungen der Ärzte in San Remo an die Öffentlichkeit gelangten. Trotzdem war sein Vortrag bereits am nächsten Tag in der Zeitung nachzulesen, da einer der Anwesenden mitstenografiert hatte. Im Folgenden wurde Kritik an seiner Unvorsichtigkeit laut. Selbst im Nachruf von Otto

Körner (1858–1914), dem ehemaligen Assistenten Schmidt-Metzlers und Professor an der Hals-Nasen-Ohren-Klinik in Rostock, auf seinen ehemaligen Mentor fand diese Geschichte ihren Nachhall: Darin begründete Körner das Verhalten Schmidt-Metzlers mit dem großen Vertrauen des Arztes in seine Kollegen. Er hätte es niemals für möglich gehalten, dass einer von ihnen Vertraulichkeiten preisgeben würde.

Der englische Laryngologe Morell Mackenzie nutzte diese vermeintliche „Indiskretion" Schmidt-Metzlers aus und sorgte dafür, dass der Frankfurter zur weiteren Behandlung des Kronprinzen nicht mehr hinzugezogen wurde. Mackenzie behauptete zudem, Schmidt-Metzler habe „die Möglichkeit eines syphilitischen Ursprungs der Krebserkrankung des Kronprinzen allzu deutlich und allzu unverkennbar behauptet".[19] Mackenzie spielte hier in die Hände, dass Schmidt-Metzler in San Remo zusätzlich die Anwendung von Jodkalium empfohlen hatte, worin ihn die anwesenden deutschen Ärzte bestärkten. Jodkalium wurde in der Regel eingesetzt, um Kehlkopfsyphilis nachzuweisen. Sein Bericht in der Denkschrift der deutschen Ärzte[20] entlastet Schmidt-Metzler jedoch, denn darin schließt er sich dem Standpunkt der übrigen deutschen Ärzte an, dass es Kehlkopfkrebs sei. Trotzdem hielt sich das Gerücht, dass die Krankheit des Kronprinzen auf ein Syphilisleiden zurückzuführen ist, zumal im Reich schon länger Gerüchte umhergingen, Friedrich habe sich auf einer Reise nach Ägypten 1869 zur Einweihung des Suezkanals eine „amouröse Infektion"[21] – sprich die Syphilis – zugezogen.

Die Diagnose Krebs und die Behandlungsvorschläge der deutschen Ärzte stießen beim Kronprinzen und bei seinem Umfeld auf Ablehnung. Besonders Friedrichs Frau, Victoria von Großbritannien und Irland (1840–1901), sprach sich vehement für die Position ihres Landsmanns Mackenzie aus.

Schmidt-Metzler und seine deutschen Kollegen hatten mit ihrer Diagnose jedoch letztendlich Recht, denn Friedrich – inzwischen Kaiser – erlag am 15. Juni 1888 nach nur 99 Tagen auf dem Kaiserthron dem Kehlkopfkrebs.

Der Vorfall im Ärztlichen Verein und der Ärger Friedrichs III. über die Gerüchte wirkten sich letztendlich nicht nachhaltig negativ auf die Berufslaufbahn Moritz Schmidt-Metzlers aus. In den folgenden Jahren wurde er mit Ehrungen überhäuft: Noch 1888 ernannte man ihn zum Sanitätsrat, 1892 zum Professor in Anerkennung seiner wissenschaftlichen Leistungen. Vier Jahre später wurde er Geheimer Sanitätsrat. Das Jahr 1899 brachte ihm zweifache Ehren: Er erhielt nicht nur den Titel Geheimer Medizinalrat, sondern wurde auch Ehrenmitglied des Königlichen Instituts für Experimentelle Therapie. Darüber hinaus war er lange Jahre Ehren- und korrespondierendes Mitglied zahlreicher wissenschaftlicher und laryngologischer Gesellschaften und wurde außerdem mit dem preußischen Roten Adlerorden und dem Kronenorden zweiter Klasse mit Stern ausgezeichnet.

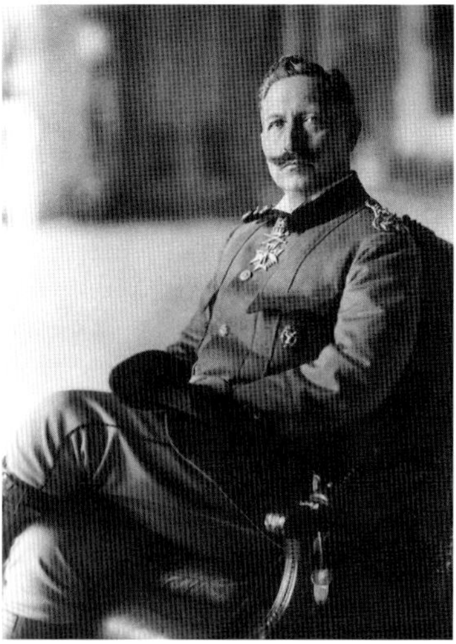

(13) Kaiser Wilhelm II. in Potsdam, um 1910.

Im Jahr 1902 setzte sich Moritz Schmidt-Metzler zur Ruhe. Er widmete sich in seinen letzten Lebensjahren vorwiegend gemeinnützigen, religiösen und repräsentativen Aufgaben. Nur einmal noch war sein Fachwissen gefragt: Im Sommer 1903 hatte Kaiser Wilhelm II. über Heiserkeit geklagt. Dies löste beim Kaiser und in seinem Umfeld große Besorgnis

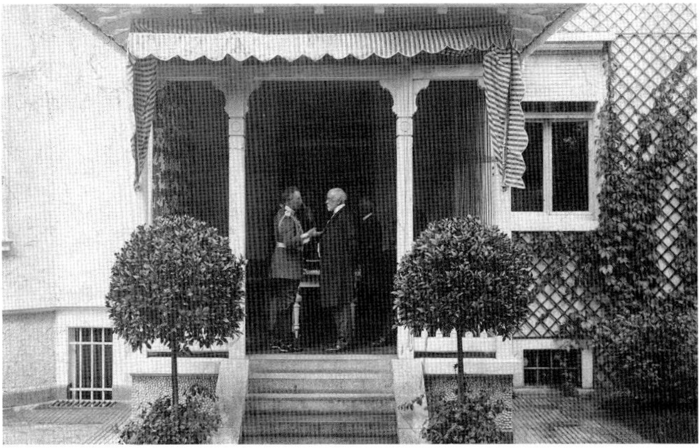

(14) Kaiser Wilhelm II. und Moritz Schmidt-Metzler in Bad Homburg, 1906.

aus, weil nicht nur Friedrich III. nach anfänglicher Heiserkeit 1888 an Kehlkopfkrebs gestorben war, sondern es auch im englischen Königshaus einen ähnlichen Fall gegeben hatte.[22] Der Kaiser setzte trotz des Vorfalls im Ärztlichen Verein großes Vertrauen in die Fähigkeiten und die Diagnose Schmidt-Metzlers und beorderte ihn zu sich. Zunächst schickte dieser seinen ehemaligen Assistenten Gustav Spiess (1862–1948) für eine Voruntersuchung nach Potsdam. Kurz darauf reiste Schmidt-Metzler selbst zum Kaiser, um ihn eigenhändig zu untersuchen. Er diagnostizierte einen Stimmlippenpolypen, der im Rahmen einer kleineren Operation entfernt werden könne. Die Geschwulst saß an derselben Stelle wie bei dem Vater Wilhelms II. Die notwendige Operation wurde auf November terminiert. Außer den beteiligten Ärzten wurde zunächst nur Reichskanzler Bernhard von Bülow (1849–1929) über die Diagnose und die Operation unterrichtet. Einige Tage vor der Operation befahl der Kaiser, den Befund zu veröffentlichen, auch wenn er bösartig sei. Er wollte damit verhindern, dass es zu einer ähnlichen Situation wie bei seinem Vater käme. Am

7. November 1903 operierten Schmidt-Metzler und Spiess den Kaiser im Neuen Palais zu Potsdam. Der Eingriff verlief ohne Komplikationen, und Schmidt-Metzler diagnostizierte eine gutartige Veränderung der Stimmbänder. Eine abschließende mikroskopische Untersuchung brachte Gewissheit, dass es entgegen aller Befürchtungen kein Krebs war. Kaum zurück in Frankfurt, erschien ein Bote des Kaisers in Schmidt-Metzlers Wohnhaus am Schaumainkai 15 und brachte den Dank des Kaisers zum Ausdruck, indem er dem erfolgreichen Operateur die Auszeichnung Wirklich Geheimer Rat mit dem Titel Exzellenz verlieh. Dies sorgte für großes Aufsehen in Frankfurt. Die Administration der Dr. Senckenbergischen Stiftung schickte ihm am 18. Dezember 1903 ein Glückwunschschreiben zur erfolgreichen Operation. Diese brachte ihm auch einen Eintrag in Brockhaus' Kleinem Konversationslexikon ein.[23] Schmidt-Metzler selbst schritt in den folgenden Jahren bis zu seinem Tod voller Stolz in einer goldbestickten Uniform mit Abzeichen bei Paraden anlässlich des Geburtstags des Kaisers die Front der Regimenter ab. Die Uniform und die dazugehörigen Lackschuhe vermachte Mathilde Schmidt-Metzler nach dem Tod ihres Mannes dem Historischen Museum in Frankfurt, wo sie sich bis heute befinden.

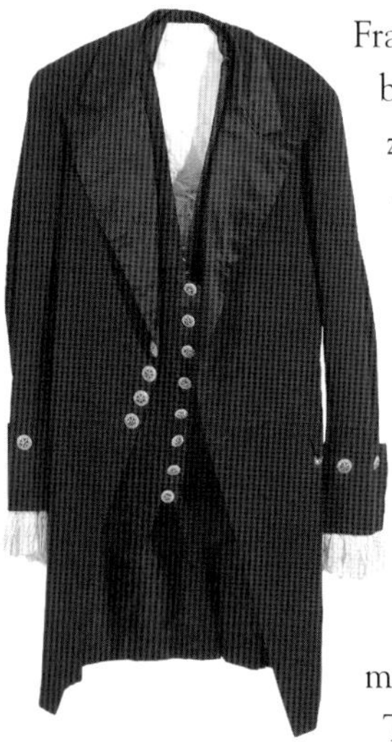

(15) Paradeuniform Moritz Schmidt-Metzlers, die seine Frau Mathilde später dem Historischen Museum in Frankfurt überließ.

Für seine Verdienste um des Kaisers Operation ernannte ihn die Deutsche Gesellschaft für Innere Medizin auf ihrem Jahreskongress im Frühjahr 1907 zu ihrem Ehrenmitglied – ebenso wie Paul Ehrlich und Robert Koch.

V. Schmidt-Metzler als Mentor

Die Marburger Universität hatte Moritz Schmidt-Metzler 1887 eine Stellung als ordentlicher Honorarprofessor angeboten, die er jedoch ausschlug, da er seine Praxis in Frankfurt nicht aufgeben wollte. Trotzdem lag ihm die Ausbildung junger Ärzte am Herzen, und er widmete sich ihr intensiv in seiner eigenen Praxis. Auffällig ist, dass er hierfür häufig Medizinstudenten aus Familien auswählte, in denen er als Hausarzt tätig war. Er unterrichtete sie in den Semesterferien in der Laryngologie und ließ sie seine Sprechstunden halten. Einige von ihnen beschäftigte er nach erfolgreich abgeschlossenem Studium als Assistenten in seiner Praxis. Dazu gehörte der Frankfurter Arzt Anton Philipp Fresenius (1846–1924), ein Sohn des Arztes und Botanikers Georg Fresenius (1808–1866), der von 1873 bis 1875 Assistent bei Schmidt-Metzler war. Ebenso war der Laryngologe Georg Avellis (1864–1916) nach seiner Promotion 1888 bei Schmidt-Metzler tätig. Nach ihm wurde später das Avellis-Syndrom benannt, eine halbseitige Kehlkopflähmung, die infolge von Schädigungen im Hirnstamm auftritt. Auch den bereits erwähnten Gustav Spiess unterrichtete Schmidt-Metzler viele Jahre. Gemeinsam arbeiteten sie in der Praxis in der Großen Gallusstraße 18 und operierten 1903 Kaiser Wilhelm II. in Potsdam. Spiess wurde 1914 Ordinarius und Direktor der Hals-Nasen-Klinik an der neu gegründeten Universität in Frankfurt am Main, an der er bis zu seiner Emeritierung 1929 blieb. Ein Assistent Schmidt-Metzlers hatte sich – wie er selbst – besonders der Bekämpfung der Tuberkulose verschrieben: Georg Schröder (1872–1940) leitete viele Jahre lang eine Heilanstalt für Lungenkranke in

Schömberg im Schwarzwald. Er gilt bis heute als einer der Pioniere auf diesem Gebiet.

Eine besonders intensive Freundschaft verband Moritz Schmidt-Metzler mit dem bereits erwähnten Otto Körner. Beider Familien stammten aus Frankfurt, und Schmidt-Metzlers Vater war schon Hausarzt bei den Körners gewesen. Als Körners Mutter und drei ihrer Geschwister an Lungentuberkulose erkrankten, hatte Moritz' Vater Adolf Schmidt-Heyder sie in die Lungenheilanstalt nach Falkenstein im Taunus geschickt, wo sie geheilt wurden. Die Familie Körner baute später in Falkenstein in der Nähe der Lungenheilanstalt ein Haus, um der Mutter nahe zu sein, die sich dort trotz ihrer Genesung regelmäßig zur Kur aufhielt. Die Erkrankung seiner Mutter veranlasste Otto Körner dazu, selbst ein Studium der Medizin aufzunehmen. Die Semesterferien verbrachte er in der Praxis von Schmidt-Metzler, der ihm 1885 für seine Studienreise Empfehlungsschreiben mitgab.

Otto Körner wurde von seinem Mentor so umfassend in der laryngoskopischen und rhinologischen Methode ausgebildet, dass er an der medizinischen Klinik in Straßburg Kurse für Studenten abhalten durfte. Zum 1. Juli 1885 wurde Körner Assistent bei Schmidt-Metzler, der ihm sofort einen großen Teil seiner Patienten übertrug. Der Patientenstamm war sehr groß, da nicht nur Frankfurter Bürger Schmidt-Metzlers Hilfe in Anspruch nahmen. Weil es an den Universitätskliniken in Gießen und Marburg keine laryngologischen Abteilungen gab, war das Einzugsgebiet der Praxis weiträumig. Sogar Ausländer – vorwiegend Engländer und Amerikaner – ließen sich von ihm behandeln. Da er dieses Pensum kaum alleine bewältigen konnte, war Schmidt-Metzler auf die Unterstützung seiner Assistenten dringend angewiesen. Trotzdem gönnte er sich nur selten eine Erholung; er war meistens selbst in der

Praxis anzutreffen. Otto Körner überliefert dazu in seinen Lebenserinnerungen folgende Anekdoten: Körner und ein weiterer Assistent, Otto Fester (1851–1925), trugen ebenso wie Schmidt-Metzler Vollbart. Das verlieh den beiden Männern nicht nur Würde, sie sahen damit auch ihrem Mentor sehr ähnlich, was häufig zu Verwechslungen führte. „So habe ich mir einmal in der Vertretung Schmidts mir selber Konkurrenz gemacht"[24], so Körner: Eine Frau kam mit ihrem Kind in die Sprechstunde, welches eine kleinere Operation benötigte. Sie bat um Bedenkzeit, kehrte kurz darauf zurück und überließ Körner die Operation in der Annahme, er sei Schmidt-Metzler. Das Honorar floss deswegen in die Kasse des Chefs und war natürlich wesentlich höher als das Körners. Ein anderes Mal kam ein Patient in die Praxis, als Schmidt-Metzler ausnahmsweise auf Dachsjagd in Isenburg war. Er war äußerst ungehalten über die Abwesenheit des Arztes. Da erklärte ihm Fester mit ernster Miene, Schmidt-Metzler sei nach Isenburg zu einem äußerst tragischen Fall gerufen worden. Ein Patient mit dem Namen „Dachs" läge im Sterben, er würde vermutlich den Abend nicht überleben. Das überzeugte den Patienten. Körner erinnerte sich: „Am nächsten Tage kam er wieder und ging ahnungslos an dem toten „Herrn" Dachs vorüber, der im Hofe an den Hinterbeinen aufgehängt war."[25] Körner blieb nur etwas über ein Jahr Assistent Schmidt-Metzlers. Er arbeitete danach selbst als Facharzt für Laryngologie und regte die Gründung der ersten Hals-Nasen-Ohren-Klinik in Rostock an, deren erster Professor er wurde. Beide standen auch danach noch in engem Austausch, und die Freundschaft der beiden hielt zeitlebens. So verwundert es nicht, dass Körner den Nachruf auf seinen ehemaligen Mentor Moritz Schmidt-Metzler vor der Senckenbergischen Naturforschenden Gesellschaft übernahm.

Obwohl Moritz Schmidt-Metzler ein Pionier der Laryngologie war, veröffentlichte er in den ersten 18 Jahren seiner Berufslaufbahn wenig. Eine rege Schreibtätigkeit entwickelte er erst in den Jahren nach der Behandlung Friedrichs III. im Jahr 1888. Seit diesem Zeitpunkt hatte er sich in der Fachwelt einen Namen gemacht und begann vermehrt, sein Wissen und Können publik zu machen. Seine Frau Mathilde notierte dazu am 11. Juni 1893 in ihrem Tagebuch: „Moritz etablierte sich mit seiner Maschine im Schweizerhaus und schrieb dort fast den ganzen Tag.“[26]

Eines seiner am meisten beachteten, wenn auch nicht zu seinem Fachgebiet gehörenden Werke war *Der Grindbrunnen* aus dem Jahr 1875. Er befasste sich darin mit einem Brunnen auf Frankfurter Stadtgebiet, dessen Namen sich aus seiner Heilwirkung bei Hautkrankheiten ableitete. Erstmals war der Brunnen bereits im 13. Jahrhundert erwähnt worden, hatte dann aber nach und nach seine Bedeutung verloren. Seit 1835 bemühte sich die Polytechnische Gesellschaft Frankfurt am Main, dem Brunnen wieder zu mehr Beachtung zu verhelfen. Doch erst nachdem 1886 bei Bohrungen schwefelhaltiges Wasser in der Nizza-Parkanlage am nördlichen Mainufer gefunden worden war, verlegte man den Grindbrunnen vom Westhafen dorthin. Der Arzt und Botaniker Georg Fresenius attestierte dem Wasser des Grindbrunnens eine nicht unbedeutende Wirksamkeit als Heilquelle, woraufhin einige Frankfurter Ärzte ihren Patienten eine Kur mit dem Brunnenwasser verordneten. Auch Moritz Schmidt-Metzler stellte den Grindbrunnen in seinem Buch in seiner Heilkraft auf eine Stufe mit den bekanntesten deutschen Schwefelbädern. Durch seine geringe Menge an Heilwasser und die Konkurrenz anderer Kurorte in der Umgebung entwickelte sich daraus jedoch niemals ein erfolgreicher Kurbetrieb.

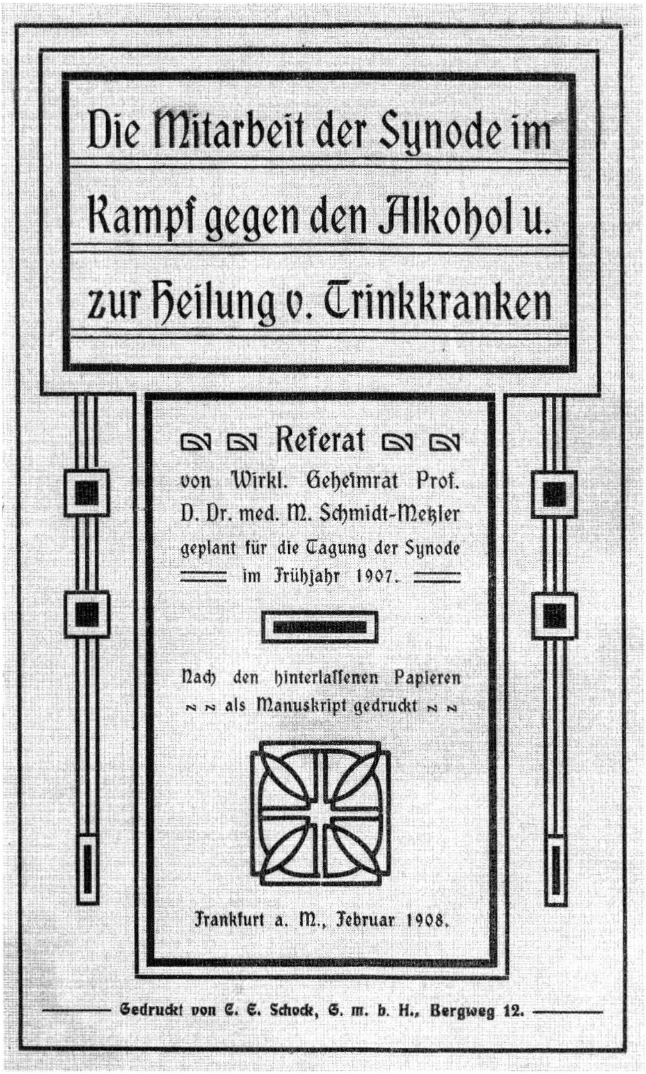

Die Mitarbeit der Synode im Kampf gegen den Alkohol u. zur Heilung v. Trinkkranken

Referat

von Wirkl. Geheimrat Prof. D. Dr. med. M. Schmidt-Metzler

geplant für die Tagung der Synode im Frühjahr 1907.

Nach den hinterlassenen Papieren als Manuskript gedruckt

Frankfurt a. M., Februar 1908.

Gedruckt von C. C. Schock, G. m. b. H., Bergweg 12.

(16) Titelseite einer der Veröffentlichungen von Moritz Schmidt-Metzler, posthum 1908 erschienen.

Moritz Schmidt-Metzler bereicherte die Laryngologie mit seinen vielen kleineren und größeren Facharbeiten, in denen er wichtige Beobachtungen und Neuentdeckungen festhielt. Seine Schrift *Die Krankheiten der oberen Luftwege* entwickelte sich zu einem Standardwerk seines Fachgebiets. Ebenso berichtete er von Verbesserungen an medizinischen Instrumenten oder von neuentdeckten technischen Hilfsmitteln. So riet Schmidt-Metzler 1872 dem aus Sankt Petersburg stammenden Kinderarzt Eduard Friedrich von Pander zur Hosen (1832–1912), in dessen Frankfurter Klinik am Reuterweg 12 eine Pneumatische Heilanstalt mit pneumatischer Glocke zu errichten. Solche Unterdruckkammern werden bis heute in der Medizin eingesetzt. Außerdem wurde ein Zungenspatel nach ihm benannt.

VI. Sein Netzwerk – „Metzlern“ in der Villa Metzler

Die Familien von Metzler und Schmidt waren tief im gesellschaftlichen Leben der Stadt Frankfurt verwurzelt, und auch Moritz und Mathilde Schmidt-Metzler folgten der Tradition ihrer Vorfahren. Es gehörte zum guten Ton in der Frankfurter Bürgergesellschaft, sich in Vereinen und Institutionen zu engagieren. Wie das bürgerliche Haus waren die Vereine und Institutionen wichtige Orte der Kommunikation und spielten eine zentrale Rolle in der bürgerlichen Gesellschaft. Zusätzlich übernahmen Vereine auch Bildungsaufgaben und schufen Einrichtungen wie Bibliotheken, Museen und Forschungsstätten, womit sie zu einem wichtigen Bestandteil des städtischen Bildungssystems wurden.[27] Gerade im 19. Jahrhundert wurden zahlreiche gesellschaftliche und wissenschaftliche Vereine in Frankfurt am Main gegründet: Bereits 1802 entstand die Casino Gesellschaft, wo sich Männer der Bürgergesellschaft regelmäßig zur Freizeitgestaltung und zum Gedankenaustausch trafen. Die Gründung der Polytechnischen Gesellschaft erfolgte 1816, ein Jahr später kamen die Senckenbergische Naturforschende Gesellschaft und der Gelehrtenverein für Deutsche Sprache hinzu, 1824 der Physikalische Verein, 1836 der Geographische Verein, 1845 der Ärztliche Verein und 1855 der Mikroskopische Verein. In fast allen diesen Vereinen waren die Familien Metzler und Schmidt vertreten, häufig sogar als Gründungsmitglieder. Moritz Schmidt-Metzler engagierte sich nicht nur in wissenschaftlichen und medizinischen Einrichtungen, er war auch viele Jahre in Kirchengemeinden tätig und setzte sich für soziale Belange ein.

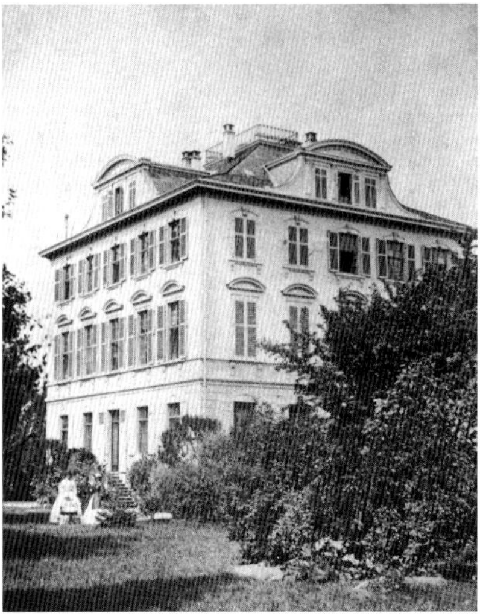
(17) Die Villa Metzler, 1864.

Nach dem Tod seines Schwiegervaters Georg Friedrich Metzler erbten Moritz Schmidt-Metzlers Schwager Carl von Metzler und Stadtrat Albert von Metzler dessen Haus, die Villa Metzler am Schaumainkai 15, mit dem dazugehörigen Park und die sich zur Schifferstraße anschließenden Grundstücke. Mathilde und ihr Mann erhielten unentgeltliches Wohnrecht in der Villa auf Lebenszeit, in der Mathilde schon einige Jahre in ihrer Jugend gelebt hatte.[28] In der Familie Metzler wurden die Häuser in der Regel an die männlichen Mitglieder der Familie vererbt, während die weiblichen Mitglieder mit Möbeln ausgestattet wurden. Das sonstige Vermögen wurde gleichmäßig aufgeteilt.[29]

Die Villa Metzler war von 1802 bis 1804 vom Frankfurter Apotheker Peter Salzwedel (1752–1815) als zweigeschossiges Sommerhaus erbaut worden. Eine Besonderheit war der etwa 10.000 m^2 große Garten, den er um das Gebäude herum anlegen ließ. Darin wuchsen zahlreiche seltene Bäume wie kanadische Eichen, Granat- und Tulpenbäume sowie Ginkgo.[30] Als Johann Wolfgang von Goethe (1749–1832) sich 1814 in Frankfurt aufhielt, stattete er dem Salzwedel'schen Garten einen Besuch ab. In dem Gedicht *Ginkgo biloba*[31] für seine Muse Marianne von Willemer (1784–1860) setzte er dem dortigen Ginkgo ein Denkmal. Vier Jahre später bezeichnete Anton Kirchner (1779–1834) in seinem Buch *Ansichten von Frankfurt und Umgebung* den Garten als einen der sehenswertesten in Frankfurt neben dem Senckenbergischen Stiftsgarten und den Metzler'schen Anlagen in Offenbach.[32]

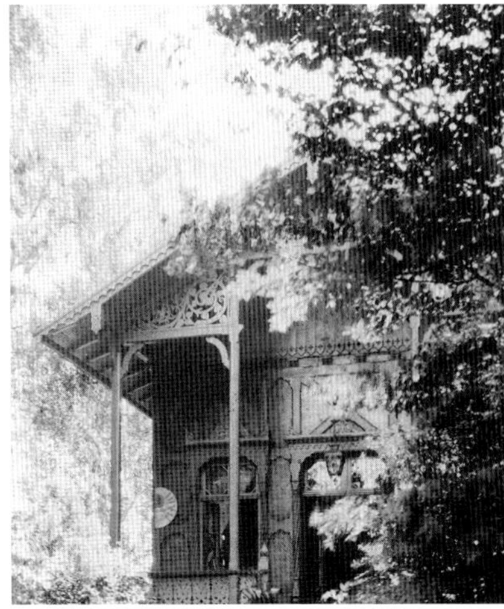

(18) Das im Jahr 1855 von Georg Friedrich Metzler errichtete „Schweizerhaus" im Garten der Villa Metzler.

Nach dem Tod Peter Salzwedels ging das Haus an dessen Erben über. Von diesen erwarb es der Bankier Georg Friedrich Metzler im Jahr 1851. Bereits vier Jahre später ließ er im Garten ein kleines Häuschen im Fachwerkstil errichten, das sogenannte „Schweizerhaus". Es wurde viele Jahre als Festsaal genutzt – und der Musikpavillon auf der östlichen Rasenfläche für die Kapelle. Noch heute ist das Schweizerhaus am Museumsufer zu bewundern. Von 1863 bis 1865 ließ Georg Friedrich Metzler die Villa weitreichend umbauen: Das Gebäude wurde aufgestockt, das Walmdach nach allen Seiten verlängert und der Eingang des Hauses auf die Ostseite verlegt. Auf seinen zahlreichen Reisen hatte Georg Friedrich Metzler in Würzburg stets die kunstvollen Tore und Gitter der dortigen Residenz bewundert. Für seine Villa am Schaumainkai 15 gab er deswegen detailgetreue Kopien in Auftrag.

Moritz Schmidt-Metzler zog mit seiner Frau Mathilde im Jahr 1889 in die Villa Metzler am Schaumainkai 15 ein. Den prachtvollen Garten mit den seltenen Bäumen pflegte ein Obergärtner namens Schumann, der seine Ausbildung in Frankreich erhalten hatte und ein Spezialist für Rosen war.

Georg Friedrich Metzler hatte im südlichen Teil des Gartens einen Rosengarten im englischen Stil mit Brunnen anlegen lassen, der umgeben von Platanen und Kastanien war. Im westlichen Teil standen drei große Gewächshäuser, und es gab einen Obstgarten. Im Norden befanden sich Ställe mit einem kleinen Hof für die Pferde, mit denen Moritz Schmidt-Metzler fast täglich nach Sonnenaufgang in den Stadtwald ausritt.[33]

Das Haus der Schmidt-Metzlers war ein beliebter Treffpunkt für die Frankfurter Gesellschaft. Schon Mathildes Tante

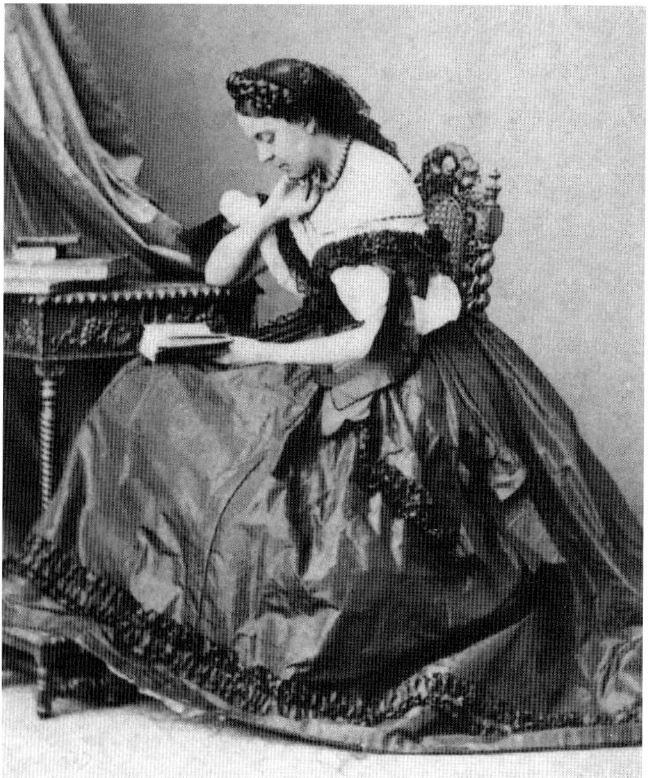

(19) Emma Metzler geb. Lutteroth, um 1860.

Emma Metzler (1827–1880) hatte in ihrem Haus in der Taunusanlage 12 einen Salon unterhalten, der von bedeutenden Künstlern, Bürgern, Politikern und Hochadeligen bis zum preußischen König besucht wurde. Der bekannteste Gast war Otto von Bismarck, der sich in seiner Zeit als preußischer Gesandter an der Frankfurter Bundesversammlung von 1851 bis 1859 oft und gerne in Emmas Salon aufhielt. Bismarck prägte für diese Art des Netzwerkens den Begriff „metzlern". Es entstand eine tiefe Freundschaft zwischen Emma Metzler und Bismarck, die sich später in einem regen und sehr vertrauten Briefwechsel fortsetzte. Emma erwies sich dabei als geschickte Diplomatin zum Wohle der Stadt Frankfurt. Schon zu Beginn der 1860er-Jahre hatte sie Bismarck geschrieben: „Jetzt bitte ich Sie, sein Sie gut für Frankfurt und schicken Sie uns liebe Preußen. Gedenken Sie, wie schwer es uns Frankfurtern gemacht wird Preußen zu lieben."[34] Wie vorausschauend diese Aussage war, zeigte sich, als Preußen 1866 nach der Niederlage Habsburg-Österreichs in der Schlacht bei Königgrätz die Freie Stadt Frankfurt am Main annektierte und ihr Kontributionszahlungen von 25 Millionen Gulden und Einquartierungslasten aufbürdete. Sofort setzte sich Emma Metzler mit diplomatischem Gespür und ihrem Charme hartnäckig für ihre Heimatstadt ein und schrieb wiederholt an Bismarck und an König Wilhelm I. von Preußen. Sie sei „namenlos traurig und tief gedrückt, dass die Verfolgungen unserer armen Stadt Frankfurt noch immer fortdauern,"[35] Frankfurt habe durch seine besondere Stellung immer viel Sympathie in Deutschland genossen, und die Freundschaft der Stadt Frankfurt am Main – als Tor zum Süden – sei viel wichtiger als alle Zahlungen: „Was Sie [Bismarck] für Frankfurt tun, wird auch im übrigen Deutschland einen günstigen Eindruck machen."[36] Die Forderungen wurden schließlich fallengelassen, woran Emma Metzler einen wesentlichen Anteil hatte. Der Kontakt zu Bismarck blieb bis zu ihrem Tod im Jahr 1880 bestehen, als sie selbst in einem Schreiben resümierte, sie habe „ihrem armen Frankfurt durch ihre Zeilen genützt und in ihrem Leben Gelegenheit gehabt, Gutes zu wirken."[37]

Auch zur Zeit von Mathildes Vater Georg Friedrich Metzler gingen viele Gäste am Schaumainkai 15 ein und aus. Moritz und Mathilde Schmidt-Metzler führten diese Tradition später fort, und Mathilde hielt in ihren Besuchs- und Tagebüchern Tag für Tag Gäste, Menüs und Tischordnungen, aber auch die jeweiligen Gegenbesuche fest. Birgit Wörner hat diese Besuchsrituale der bürgerlichen Gesellschaft eingehend in ihrer bereits erwähnten Dissertation untersucht und festgestellt, welch wichtige Rolle das bürgerliche Haus als Ort der Kommunikation spielte. Solche Zusammenkünfte waren nicht nur ideal, um soziale Kontakte zu knüpfen und aufrechtzuerhalten, sondern auch, um Geschäfte zu tätigen und „wirtschaftliche, politische, gesellschaftliche und private Fragen"[38] zu diskutieren und Ideen zu entwickeln. Die Bürger trafen sich zum Essen, zum Tee, veranstalteten Bälle, spielten Theater oder musizierten gemeinsam.

Anlass dazu boten neben Privatfeiern wichtige Ereignisse aus Politik, Wirtschaft, Kultur und Sport.[39] Außerdem besuchten die Familien gemeinsam Konzerte der Museumsgesellschaft, Theater- und Opernaufführungen, Ausstellungen in Museen oder gingen sonntags in die Kirche. Die Frauen nahmen an Sitzungen des Frauenvereins teil, während die Männer die Casino Gesellschaft aufsuchten oder sich zur Jagd trafen.[40] Neben der eigenen Familie und Mitgliedern angesehener und einflussreicher Frankfurter Familien kamen regelmäßig Bankiers und Kaufleute, Entscheidungsträger aus Politik und Verwaltung, Adelige und Militärs sowie zahlreiche Ärzte, Jagdfreun-

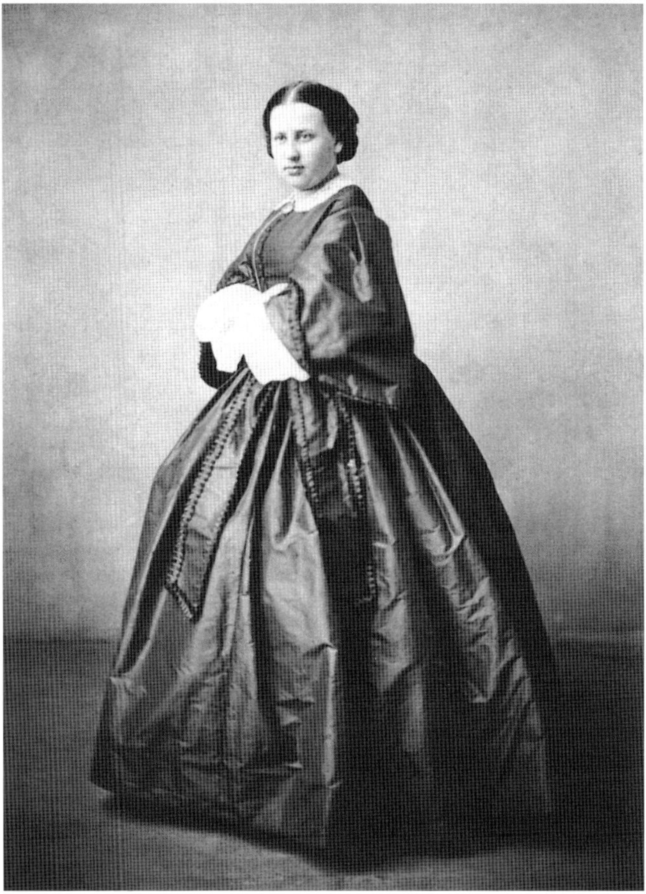

(20) Mathilde Schmidt-Metzler, um 1865.

de und die Assistenten Schmidt-Metzlers in die Villa Metzler zu Besuch. Namen wie Adickes, Merton, Ehrlich, Hauck, Passavant, Grunelius, Bethmann und Neufville finden sich mehrfach in Mathildes Tage- und Besuchsbüchern. Da sich die Schmidt-Metzlers selbst in vielen Bereichen der Gesellschaft engagierten, brachten sie die unterschiedlichsten Charaktere zusammen. Und alle folgten gern den Einladungen, denn die Schmidt-Metzlers waren für ihre Gastfreundschaft und Herzlichkeit bekannt. Wenn Gäste kamen, ließ Mathilde das Haus mit Blumen aus dem Garten dekorieren und den Damen einen zum Kleid passenden Strauß auf ihren Platz legen. Es gab erlesene Speisen wie Hummer, Krebs, Kaviar und Gänseleber. Zum Nachtisch reichte Mathilde „Kirschen und Erdbeeren aus dem Garten", die sie eigens dafür anbauen ließ.[41]

Besonders eindrucksvoll und detailreich erinnert sich der Pfarrer Wilhelm Busch jun. (1897–1966), der Sohn des gleichnamigen Pfarrers, den Moritz Schmidt-Metzler nach Frankfurt in die Lukasgemeinde geholt hatte, an die Besuche in der Villa Metzler in seiner Kindheit und die Gastfreundschaft der Schmidt-Metzlers[42]: Regelmäßig wurde das Ehepaar Busch sen. mit seinen acht Kindern sonntags nach dem Gottesdienst in die Villa am Schaumainkai 15 eingeladen. Für die Kinder waren diese Einladungen ebenso ein Vergnügen wie für die Erwachsenen, denn es gab Schokolade im Garten, und die Kinder konnten frei in Haus und Garten spielen. Oft ließ es sich der Hausherr nicht nehmen, selbst an den Spielen teilzunehmen, den Kindern das Laufen auf Stelzen beizubringen und ihnen von seiner Tätigkeit als Arzt und von seinen vielen Interessen zu erzählen. Bei ihren Erkundungen im Haus bestaunten die Kinder vor allem die zahlreichen Fotografien an den Wänden. Sie zeigten Moritz Schmidt-Metzler mit den Persönlichkeiten seiner Zeit: Bismarck, Friedrich III. und Wilhelm II. Wilhelm Busch jun. sammelte später in seinem Arbeitszimmer Porträts von Menschen, die für ihn Vorbild waren, unter ihnen war auch Moritz Schmidt-Metzler. Er war zufällig an dieses Porträt gekommen, als er eines Tages von einem ehemaligen Schüler des Verehrten behandelt wurde. Dieser Arzt ordnete an, dass nach seinem Tode Busch jun.

sein Bild von Moritz Schmidt-Metzler bekommen solle, da er „der einzige unter [seinen] Bekannten [sei], der das Bild zu schätzen [wisse]“.[43]

Über Zusammenkünfte im Hause Schmidt-Metzler sind keine detaillierten Schilderungen überliefert, doch es lässt sich schon anhand der Gästelisten vermuten, dass bereits früh über die Gründung der Universität in Frankfurt gesprochen wurde und das Thema auch später immer wieder Gesprächsstoff bot. So wurde die eine oder andere Vereinbarung im Vorfeld der Gründung dort sicherlich in kleiner Runde besprochen, bevor man mit ihr an die Öffentlichkeit ging. Zahlreiche Beteiligte des Projekts waren wiederholt im Hause Schmidt-Metzler zu Gast, wie der Frankfurter Oberbürgermeister Franz Adickes, das Mitglied der Administration der Dr. Senckenbergischen Stiftung, Ernst Roediger (1857–1926), der erste Direktor der Senckenbergischen Gesellschaft für Naturforschung und Oberarzt des Siechenhauses, August Knoblauch (1863–1919), und die Architekten Ludwig Neher (1850–1916) und Franz von Hoven (1842–1924), die zahlreiche Bauten für die Senckenbergischen Einrichtungen entwarfen, sowie viele weitere Personen. Auch der Abschluss eines Projekts bot Anlass zum gemeinsamen Feiern: Nach Einweihung der Senckenbergischen Bibliothek am 28. Februar 1907 luden die Schmidt-Metzlers 28 Personen zum Mittagessen in die Villa Metzler ein, darunter Adickes, Roediger, Knoblauch, von Hoven und Ludwig Edinger (1855–1918).[44]

Moritz Schmidt-Metzlers Netzwerk gründete sich nicht nur auf persönlichen Kontakten, er unterhielt auch rege Briefwechsel zu berühmten Persönlichkeiten seiner Zeit. Dazu zählten Schriftsteller wie Gustav Freytag (1816–1895), einer der meistgelesenen Autoren des 19. Jahrhunderts, Politiker wie der preußische Kulturpolitiker Friedrich Althoff

(1839–1908), Mitglieder europäischer Adelshäuser wie die schwedische Kronprinzessin Viktoria von Baden, die er mehrfach behandelt hatte, Theologen und Pfarrer wie Hermann Dechent (1850–1935) sowie Bankiers wie Lionel Nathan de Rothschild (1808–1879). Auch mit Familienmitgliedern wie seinem Bruder Rudolf Schmidt stand Schmidt-Metzler in engem Briefkontakt. Den größten Teil seiner Korrespondenz führte er aber mit Medizinern – darunter mit so bedeutenden Vertretern wie Rudolf Virchow, Emil von Behring und Paul Ehrlich – sowie mit dem Begründer des zivilen Samariterwesens, Friedrich von Esmarch (1823–1908), und dessen Ehefrau Prinzessin Henriette von Schleswig-Holstein-Sonderburg-Augustenburg (1833–1917), Tante der Kaiserin Auguste Viktoria (1858–1921). Außerdem unterhielt Moritz Schmidt-Metzler Schriftwechsel mit zahlreichen weiteren Medizinern, darunter vor allem Laryngologen. Ebenso schrieben sich die Ärzte, die an der Behandlung von Kaiser Friedrich III. beteiligt waren, regelmäßig über den Gesundheitszustand des Monarchen. Medizinische, gesellschaftliche, politische und private Themen waren stets Gegenstand seines schriftlichen Austauschs.

VII. Medizinisches Engagement

Besonders stark engagierte sich Moritz Schmidt-Metzler für die Frankfurter Augenheilanstalt. Das Interesse für diese Einrichtung ging noch auf den Beginn seiner Berufslaufbahn zurück, als er sich während seiner Wanderzeit durch Europa im Anschluss an seine Promotion auf die Augenheilkunde konzentriert hatte. Zurückgekehrt nach Frankfurt, betätigte er sich unentgeltlich als Augenarzt für Bedürftige, während er die Behandlung begüterter Patienten ablehnte. Er gab diese Tätigkeit auf, als er Ende der 1860er Jahre in den Vorstand der Frankfurter Augenheilanstalt eintrat, in deren Verwaltung er über 40 Jahre tätig war. Sein besonderer Verdienst war die Angliederung der Augenheilanstalt an das städtische Krankenhaus. Dadurch konnte die Einrichtung letztendlich effizienter arbeiten.

Wie sein Vater wirkte Moritz Schmidt-Metzler auch im Ärztlichen Verein, in dessen Führungsgremien er wiederholt tätig war, unter anderem 1877 und 1894 als Vorsitzender. Er hielt dort nicht nur Fachvorträge zur Laryngologie und traf sich zum fachlichen Austausch mit Gleichgesinnten; eine wichtige Funktion hatten auch die „Kränzchen" im Ärztlichen Verein, bei denen er viel Zeit verbrachte. Diese „Kränzchen" waren gesellige Zusammenkünfte der Mitglieder des Ärztlichen Vereins und boten die Möglichkeit, auch über medizinische Themen hinaus miteinander zu sprechen und Zeit miteinander zu verbringen.

In Frankfurt holte man Moritz Schmidt-Metzlers Rat auch gern bei sozialen Belangen ein. Zu Beginn des 20. Jahrhunderts sollte in Frankfurt auf Initiative des Sozialpädagogen

Christian Jasper Klumker (1868–1942), Geschäftsführer des Instituts für Gemeinwohl, die hohe Säuglingssterblichkeit bekämpft werden. Der eigens dafür gebildete Ausschuss bestand neben Oberbürgermeister Franz Adickes aus dem Unternehmer Wilhelm Merton (1848–1916), dem jüdischen Bankier und Sozialreformer Charles Hallgarten (1838–1908) sowie Moritz Schmidt-Metzler. Auf ihre Anregung hin wurde 1906 in der Königswarterstraße 20 eine Säuglingsmilchküche eingerichtet, die vom jüdischen Sozialverein „Weibliche Fürsorge" betrieben und von zahlreichen weiteren jüdischen Vereinen und Einrichtungen wie der Rothschild'schen Stiftung für Säuglingsfürsorge und dem Israelitischen Hilfsverein unterstützt wurde.

In der Gesellschaft Deutscher Naturforscher und Ärzte engagierte sich Moritz Schmidt-Metzler ebenfalls intensiv. Sie wurde 1822 in Leipzig gegründet und ist damit eine der ältesten, bis heute bestehenden deutschen Wissenschaftsvereinigungen. Ihre Ziele sind, die Naturwissenschaften und die Medizin in Deutschland zu fördern und die persönlichen Beziehungen zwischen Naturwissenschaftlern und Ärzten zu pflegen. Zu diesem Zweck hält die Gesellschaft einmal jährlich Versammlungen an wechselnden Orten ab und präsentiert in Fachsektionen neueste wissenschaftliche Erkenntnisse. Die bedeutendsten Naturwissenschaftler und Ärzte ihrer Zeit, wie Alexander von Humboldt (1769–1859), Rudolf Virchow, Max Planck (1858–1947) und Albert Einstein (1879–1955), waren Mitglieder der Gesellschaft. Im Jahr 1896 fand die 68. Versammlung in Frankfurt am Main statt. Auf Wunsch des Oberbürgermeisters Franz Adickes und des Vorstands der Gesellschaft Deutscher Naturforscher und Ärzte übernahm Moritz Schmidt-Metzler das Amt des ersten Geschäftsführers der Versammlung. Als sein Stellvertreter fungierte der Physiker Walter König (1859–1936), der Dozent im Physikalischen Verein war und dort ein Labor für Röntgenfotografie eingerichtet hatte. Gemeinsam luden sie alle deutschen Naturforscher und Ärzte sowie interessierte Gäste aus dem Ausland vom 21. bis 26. September 1896 nach Frankfurt ein und bereiteten die Jahresversammlung und das Programm vor. In der Geschäftsführung wurden sie von Hugo von Metzler (1862–1955) als Kassierer unterstützt, der von 1888 bis 1955 Teilhaber des Bankhauses Metzler war. Das Büro der Geschäftsführung war in dem Gebäude mit der Adresse „Am Salzhaus 3" untergebracht, dem Geschäftssitz des Bankhauses Metzler bis 1826. Neben dem offiziellen Programm organisierte ein eigens eingerichteter Damenausschuss, dem auch Mathilde Schmidt-Metzler angehörte, ein gesondertes Damenprogramm. Der Ausschuss sollte für die Unterhaltung der Damen sorgen und mit ihnen die Frankfurter Sehenswürdigkeiten und Wohltätigkeitsanstalten besuchen. An einem Nachmittag während der Jahresversammlung richtete Mathilde Schmidt-Metzler zudem ein Gartenfest für alle teilnehmenden Damen in der Villa Metzler am Schaumainkai 15 aus.

68. Versammlung
deutscher Naturforscher und Aerzte.

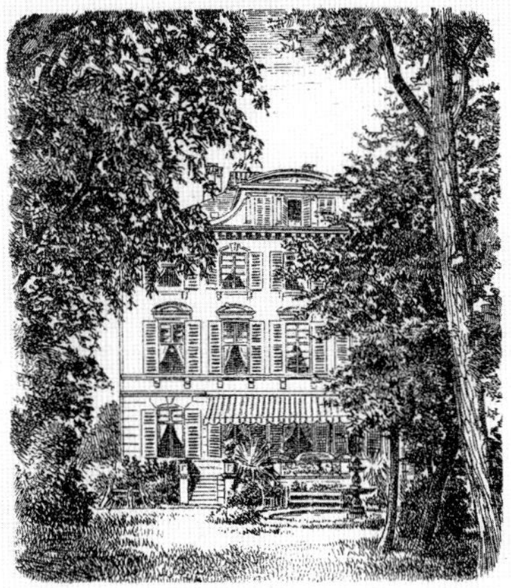

Schaumainkai 15.

(21) Einladung zum Gartenfest anlässlich der 68. Jahresversammlung der Gesellschaft Deutscher Naturforscher und Ärzte 1896 in der Villa Metzler.

Am 21. September 1896 eröffnete Moritz Schmidt-Metzler die Jahresversammlung, welche Fachvorträge und ein umfassendes Rahmenprogramm bot. Neben einer Vielzahl an deutschen Naturforschern und Ärzten nahmen viele Frankfurter Persönlichkeiten an der Jahresversammlung teil; die Familie von Metzler war noch durch Hugo und Moritz von Metzler (1869–1935) vertreten. Zusätzlich zu seinem Amt als erster Geschäftsführer hielt Schmidt-Metzler in seiner Funktion als Vorsitzender der deutschen Laryngologischen Gesellschaft den Einführungsvortrag in der Fachsektion „Laryngologie & Rhinologie". Mit besagter Fachsektion unternahm er an einem Nachmittag einen Ausflug in den Taunus und besuchte mit den Teilnehmern die von ihm mitinitiierte Lungenheilanstalt in Falkenstein und die Volksheilstätte Ruppertshain. Von allen Veranstaltungen und Vorträgen berichtete während der gesamten Woche ein eigens für die Jahresversammlung produziertes und von Schmidt-Metzler herausgegebenes *Tageblatt*. In seinen Schlussworten am 26. September 1896 dankte Schmidt-Metzler allen Unterstützern und Teilnehmern der Jahresversammlung, und er stellte fest, dass die Veranstaltung „trotz der Ungunst der Witterung zur Zufriedenheit unserer Gäste verlaufen ist".[45] Auch nach der Veranstaltung in Frankfurt blieb Schmidt-Metzler der Gesellschaft Deutscher Naturforscher und Ärzte gewogen. Als zwei Jahre später die 70. Jahresversammlung in Düsseldorf stattfand, übernahm er wieder den Einführungsvortrag, dieses Mal in der Fachsektion „Kehlkopfkrankheiten", und sprach außerdem zu seinen Kollegen zu dem Thema „Aortenaneurisma".

Um die medizinische Versorgung in Frankfurt zu verbessern und die medizinische Forschung zu fördern, trieb der Oberbürgermeister Franz Adickes nicht nur den Ausbau der städtischen Kliniken in Sachsenhausen voran, er sorgte auch dafür, dass sich weitere Wissenschaftsinstitute in der Stadt ansiedelten. Eine dieser Einrichtungen war das Königliche Institut für Experimentelle Therapie, ursprünglich gegründet im Jahr 1896 als Institut für Serumforschung und Serumprüfung in Steglitz bei Berlin unter der Leitung des späteren Nobelpreisträgers Paul Ehrlich. Das Institut hatte die Aufgabe, staatliche Arzneimittelkontrollen zu entwickeln und umzusetzen; die entsprechende Nachfrage wuchs so rasch, dass die Räume in Steglitz bald zu klein wurden. Da die im Rhein-Main-Gebiet angesiedelten Farbwerke Hoechst schon damals Heilseren in großen Mengen herstellen konnten, kam Adickes auf die Idee, das Institut nach Frankfurt zu holen. Mithilfe seines Vorgängers, des preußischen Finanzministers Johannes von Miquel (1828–1901), und des Ministerialdirektors im Kultusministerium, Friedrich Althoff, konnte der Frankfurter sein Vorhaben in Berlin durchsetzen. Der Ärztliche Verein und dessen Mitglied Moritz Schmidt-Metzler unterstützten Adickes bei diesem Vorhaben und sprachen sich ebenfalls für die Umsiedlung des Instituts nach Frankfurt aus. Schmidt-Metzler wurde für diese Fürsprache später zum Ehrenmitglied des Königlichen Instituts für Experimentelle Therapie ernannt. Die Stadt Frankfurt stellte nicht nur einen geeigneten Bauplatz in der Sandhofstraße in Sachsenhausen zur Verfügung, sondern übernahm auch die Baukosten und einen Teil der jährlichen Betriebskosten des Instituts. Allein daraus ist schon ersichtlich, wie wichtig die Umsiedlung für Adickes war. Er verpflichtete das Institut im Gegenzug, die bakteriologischen Untersuchungen des städtischen Krankenhauses zu übernehmen. Am 8. November 1899 fand die Einweihungsfeier unter großer öffentlicher Anteilnahme statt. Auch Moritz Schmidt-Metzler war anwesend. Das Institut erlangte besondere Bedeutung in der von Ehrlich begründeten Forschung auf dem Gebiet der Immunitätslehre und der Chemotherapie. Das Königliche Institut für Experimentelle Therapie war neben der

Dr. Senckenbergischen Anatomie das erste medizinische Forschungsinstitut in der Stadt, und Adickes bezeichnete es selbst als „Keimzelle einer künftigen medizinischen Fakultät".[46] Ab 1900 beteiligte sich das Institut zusätzlich zu seinen eigentlichen Aufgaben mit Vorlesungen und Kursen an der Fortbildung praktischer Ärzte.

VIII. Schmidt-Metzler und das Erbe Senckenbergs

Das naturwissenschaftliche Engagement seines Vaters Adolf Schmidt-Heyder hatte auch bei Moritz Schmidt-Metzler schon früh das Interesse an den Naturwissenschaften geweckt. So nahmen die Senckenbergischen Einrichtungen unter seinen zahlreichen Ehrenämtern den größten Raum ein. Seit dem 12. März 1868 bis zu seinem Tod war er Teil der Administration der Dr. Senckenbergischen Stiftung und übernahm am 12. April 1883 sogar den Vorsitz von Johann Georg Hermann Kloss (1815–1884), der aus Altersgründen zurücktrat. Am 12. März 1893 feierte er sein 25-jähriges Jubiläum als Administrator. Außerdem war er lange Deputierter für die Ständige Bibliothekskommission und für die Pfründnerstiftung sowie ärztlicher Deputierter für das Bürgerhospital. Bei der Feier anlässlich des 300-jährigen Bestehens der Großherzoglichen Ludwigs-Universität in Gießen nahm Schmidt-Metzler vom 31. Juli bis 3. August 1907 als Ehrengast und Vertreter der Dr. Senckenbergischen Stiftung teil und überbrachte die Glückwünsche der Frankfurter Wissenschaftseinrichtungen. Als nach dem Tod des Direktors der Dr. Senckenbergischen Anatomie, Gustav Lucae (1814–1885), dessen Stelle verwaist war, traf Schmidt-Metzler eine richtungsweisende Entscheidung für die Dr. Senckenbergische Stiftung: Er gestaltete die Anatomie zu einer pathologischen Anatomie um und schuf damit die erste Einrichtung dieser Art an einem nicht-akademischen Krankenhaus in Deutschland. Als ordentlicher Professor für pathologische Anatomie und als Direktor des Pathologisch-Anatomischen Instituts der Dr. Senckenbergischen Stiftung berief er den Pathologen Carl Weigert (1845–1904), dem die klassische akademische Laufbahn aufgrund seiner jüdischen Herkunft verwehrt war. Weigert hatte als erster Forscher Bakterien mit Farbstoffen sichtbar gemacht. Seinen Cousin Paul Ehrlich machte er mit diesen histologischen Färbungen vertraut und schuf damit die Grundlage für dessen spätere Auszeichnung mit dem Nobelpreis. Unter der Leitung Weigerts avancierte das Pathologisch-Anatomische Institut zu einer international hochangesehenen Einrichtung.

Die Dr. Senckenbergische Stiftung war 1763 vom Frankfurter Arzt und Botaniker Johann Christian Senckenberg (1707–1772) errichtet worden – mit dem Ziel, die Krankenversorgung und die Ausbildung der Ärzte in Frankfurt am Main zu verbessern. Aus ihren Erträgen sollten ursprünglich das Bürgerhospital und ein Medizininstitut finanziert werden. Der Grundgedanke der Stiftung – die Vereinigung von Wissenschaft und Wohltätigkeit – war bis zu diesem Zeitpunkt einzigartig, und ihre Gründung war richtungsweisend für die Rolle der gesamten naturwissenschaftlichen und medizinischen Institutionen in der Stadt. Senckenberg setzte seine Stiftungsidee noch zu Lebzeiten selbst um und erwarb 1766 ein großes Gelände am Eschenheimer Turm zwischen Stiftstraße und Bleichstraße. Darauf ließ er ein Medizininstitut mit einer Anatomie, Labore, eine Bibliothek, Versammlungsräume und das Bürgerhospital errichten. Gerade Letzteres war für die medizinische Versorgung in Frankfurt ein Durchbruch, denn bis dato hatte es nur das aus dem Mittelalter stammende Hospital zum Heiligen Geist gegeben, wo jedoch nur Fremde behandelt wurden. Nun konnten auch erstmals Frankfurter Bürger stationär aufgenommen werden. Ebenso diente das Bürgerhospital als Findelhaus und Altersheim. Zum Bürgerhospital gehörte zudem ein Garten, in dem Heilpflanzen angebaut wurden. Daraus entwickelte sich ein Botanisches Institut, das im 20. Jahrhundert die Keimzelle für das Botanische Institut der Universität wurde. Grundstock der Senckenbergischen Bibliothek war die private Büchersammlung Senckenbergs, die aus mehr als 10.000 Bänden zu den Themenschwerpunkten Medizin und Naturwissenschaften bestand. Dadurch, dass alle Vereine, die sich im 19. Jahrhundert auf dem Stiftungsgelände ansiedelten, ihre eigenen Bestände der Bibliothek übergaben sowie durch zahlreiche Schenkungen, vergrößerte sich die Sammlung stetig. So überließen auch Moritz und Mathilde Schmidt-Metzler der Senckenbergischen Bibliothek wiederholt Bücher. Schon 1866 war auf Betreiben der Dr. Senckenbergischen Stiftung ein eigener Bau für die Bibliothek errichtet worden, der bereits zur Jahrhundertwende zu klein war. Neben Büchern sammelte Senckenberg Porträts bekannter Gelehrter. Dieser Bestand wurde der Ausgangspunkt der heute über 200 Bilder umfassenden Porträtsammlung der Dr. Senckenbergischen Stiftung mit

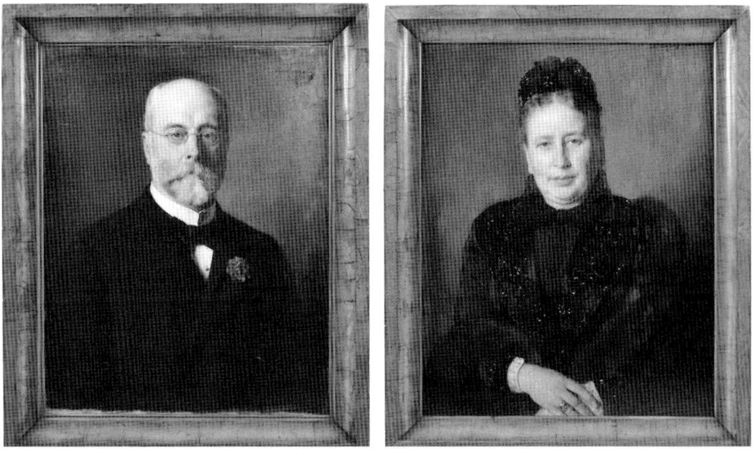

(22) Porträts Moritz und Mathilde Schmidt-Metzlers in der Porträtsammlung der Dr. Senckenbergischen Stiftung. Beide von Heinrich von Angeli, um 1901.

Konterfeis bedeutender Ärzte, Wissenschaftler, Theologen und Personen des öffentlichen und gesellschaftlichen Lebens der Stadt vom 16. bis zum 20. Jahrhundert. Auch Moritz und Mathilde Schmidt-Metzler, Moritz' Vater Adolf Schmidt-Heyder und der Stadtrat Albert von Metzler haben darin ihren Platz gefunden.

Johann Christian Senckenberg kam bei der Besichtigung der Baustelle des Bürgerhospitals am 15. November 1772 zu Tode; sein Leichnam wurde als erster in der von ihm initiierten Anatomie seziert. In seinem Stiftungsbrief aus dem Jahr 1770 hatte er die Verwaltung seines Nachlasses einer Stiftungsadministration aus Frankfurter Bürgern und Ärzten in die Hände gelegt. Sie sollte in seinem Sinne die Krankenversorgung und die Ausbildung der Ärzte in Frankfurt verbessern und das Stiftungsvermögen mehren. Bereits 1850 gelang es ihr, das Gelände am Eschenheimer Turm durch Zukauf eines bis zur Brönnerstraße reichenden Areals zu vergrößern. Dass dieser Zukauf letztlich nicht ausreichte, um den Expansionsdrang der Dr. Senckenbergischen Stiftung zu stillen, sollte die zweite Hälfte des 19. Jahrhunderts zeigen. Unter anderem führten der Bevölkerungsanstieg und die rasant zunehmende Bedeutung von Medizin und Naturwissenschaften zur Raumnot in allen Senckenbergischen Einrichtungen. Moritz Schmidt-Metzler erkannte schnell, wie wichtig es für die Zukunft der Stiftung war, dieses Problem zu lösen, und leitete in seiner Amtszeit geeignete Schritte ein, die in der Verlegung der Senckenbergischen Einrichtungen an die Nibelungenallee und die Viktoriaallee mündeten. Die Amtszeit Schmidt-Metzlers und die Verlegung der Senckenbergischen Einrichtungen stellen insofern eine Zäsur in der Geschichte der Dr. Senckenbergischen Stiftung dar.

Schon zwei Jahre nach seinem Eintritt in die Administration der Dr. Senckenbergischen Stiftung nahm Moritz Schmidt-

Metzler auch die Mitgliedschaft der Senckenbergischen Naturforschenden Gesellschaft an und unterstützte diese bis an sein Lebensende. Im Jahr 1899 kaufte er sich zum Nutzen der Gesellschaft in die Reihe der ewigen Mitglieder ein, und im Folgejahr vermachte er der Gesellschaft die naturwissenschaftlichen Bände aus der Bibliothek seines verstorbenen Vaters. Schon als Jugendlicher hatte er sich – inspiriert von seinem Vater – für die Zoologie begeistert und war ein versierter Kenner und Sammler von Käfern geworden. Aus Zeitgründen musste er diese Beschäftigung später aufgeben.

Trotz seiner zahlreichen Verpflichtungen im Beruf und in der Gesellschaft nahm er sich Zeit, um zur Jagd zu gehen – bevorzugt im Schwarzwald. Die dabei zusammengekommene ansehnliche Trophäensammlung vermachte er nach seinem Tod der Senckenbergischen Naturforschenden Gesellschaft. Diese hatte anlässlich ihrer Sitzung vom 22. Oktober 1904 den Wunsch geäußert, „im Hinblick auf das neue Museum in den Besitz einer vollständigen Geweihsammlung unseres einheimischen Rotwildes zu gelangen", da es tatsächlich einfacher sei „eine Giraffe oder einen Eisbären zu erlangen wie unser einheimisches Rotwild, dessen Geweihe unsere Jäger als Jagdtrophäen zu bewahren pflegen."[47]

Einen weiteren besonderen Dienst erwies er der Gesellschaft: Als Moritz Schmidt-Metzler sich im November 1903 in Potsdam aufhielt, um Kaiser Wilhelm II. am Kehlkopf zu operieren, führte er ein längeres Gespräch mit Kaiserin Auguste Viktoria. Dabei überzeugte er sie, gemeinsam mit dem Kaiser zum 23. November 1903 das Protektorat über die Senckenbergische Naturforschende Gesellschaft zu übernehmen. Schmidt-Metzler überbrachte die gute Nachricht der Senckenbergischen Naturforschenden Gesellschaft unverzüglich in einem Schreiben aus Potsdam.

IX. Kirchliches Engagement

Neben seinem Wirken für die Senckenbergischen Einrichtungen nahm Moritz Schmidt-Metzlers Engagement für die Frankfurter Kirchengemeinden viel Zeit in Anspruch. Insgesamt hatte er über 25 Jahre lang leitende Kirchenämter inne. So war er viele Jahre Vorstand der Weißfrauengemeinde in der Altstadt und Ältester (Gemeindevorsteher) der Dreikönigsgemeinde in Sachsenhausen sowie erster Vorsitzender der Evangelisch-Lutherischen Kirche in Frankfurt am Main. Sein größter Verdienst war sein Beitrag zur Neuordnung des Frankfurter Kirchenwesens in den Jahren 1899 und 1900. Über acht Jahre hatten die Vorbereitungen für diese Reorganisation gedauert, die notwendig geworden war, weil es bis zu diesem Zeitpunkt keine Kirchengemeinden in Frankfurt gab. Die Kirchengebäude, die vorwiegend noch aus dem Mittelalter stammten und überwiegend Klosterkirchen waren, befanden sich im Besitz der Stadt, die auch die Pfarrer besoldete. Die fehlende Kirchenverwaltung hatte gerade gegen Ende des 19. Jahrhunderts zu großen Problemen geführt, denn die Gemeinde war stetig gewachsen, gleichzeitig kamen jedoch weder neue Kirchen noch Pfarrer hinzu. Durch die Neuordnung wurden sechs lutherische Einzelgemeinden und synodale Gremien für die gesamte Frankfurter Landeskirche geschaffen; zudem wurde die Kirchensteuer eingeführt. Mit der konstituierenden Sitzung der Stadtsynode am 16. März 1903 trat die neue Kirchenverfassung in Kraft.[48]

Dreikönigsgemeinde

Zu den neugeschaffenen lutherischen Einzelgemeinden gehörte auch die Dreikönigsgemeinde, bis heute die größte evangelische Gemeinde Frankfurts. Sie umfasste das gesamte südlich des Mains liegende Stadtgebiet mit über 20.000 Gläubigen. Moritz Schmidt-Metzler wurde aufgrund seiner Verdienste bei der Neuordnung des Frankfurter Kirchenwesens zum Kirchenvorsteher und zum stellvertretenden Vorsitzenden der Dreikönigsgemeinde ernannt. In dieser Funktion wirkte er federführend beim Aufbau und der Gestaltung des Gemeindelebens mit und übernahm innerhalb der Gemeinde auch das Amt eines „Armenpflegers", der sich um die Notleidenden kümmerte und die Verteilung von Geld- und Sachspenden koordinierte.

Lukasgemeinde

Schon bald nach der Gründung kam es im Zuge der Erweiterung der Stadt und mit dem Erschließen eines neuen Wohngebietes in Sachsenhausen zu einer Aufteilung der Dreikönigsgemeinde: Zum 1. Juli 1903 wurde der westliche Teil der Gemeinde als Lukasgemeinde (heute: Maria-Magdalena-Gemeinde) selbstständig. Viele gutbetuchte Bewohner lebten innerhalb der neuen, so wohlhabenden Gemeinde. Die Namenswahl fiel auf den Apostel Lukas, da dieser als Schutzpatron der Ärzte und Maler gilt und zum Gemeindegebiet sowohl das städtische Krankenhaus als auch das Städel gehörten. Auch das Wohnhaus der Schmidt-Metzlers lag innerhalb der Lukasgemeinde, so wurden sie dort Mitglieder. Gemeinsam mit dem Senior Karl Teichmann (1837–1906) stand Moritz Schmidt-Metzler der Gemeinde vor und gestaltete sie bis zu

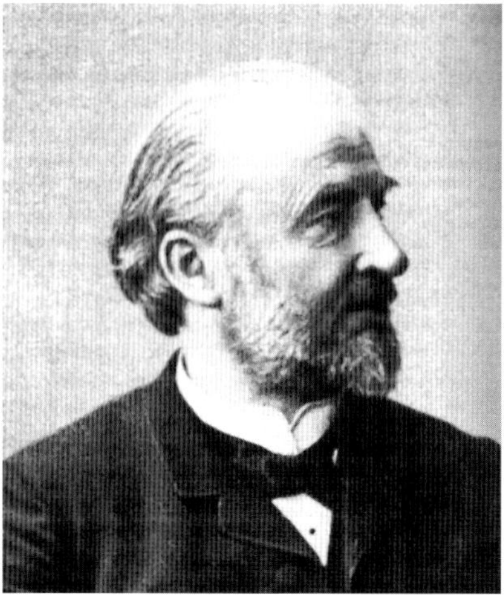

(23) Karl Teichmann, Senior der Lukasgemeinde, um 1905.

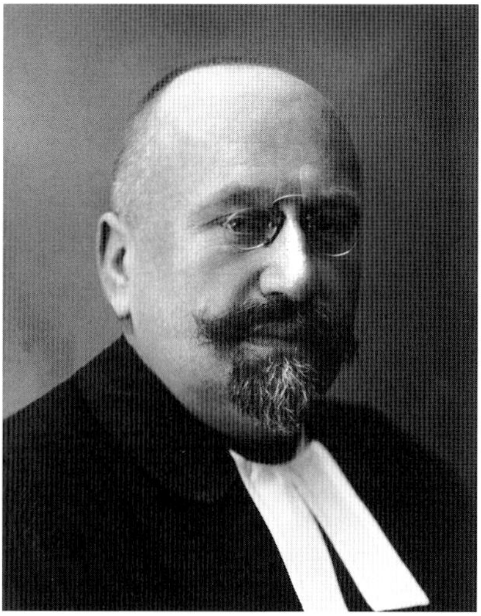

(24) Pfarrer Wilhelm Busch sen., um 1910.

seinem Tod maßgeblich mit. Eine der zentralen Figuren der Frankfurter Kirchengeschichte, Karl Veidt (1879–1946), Theologe und Vertreter der Bekennenden Kirche, bezeichnete Schmidt-Metzler in seinen Lebenserinnerungen als einen der führenden Laien des Frankfurter Protestantismus.[49]

Da das Gemeindezentrum der Lukasgemeinde erst in der Adventszeit 1903 eingeweiht wurde, stellte Moritz Schmidt-Metzler die Villa Metzler am Schaumainkai häufig für Sitzungen des Kirchenvorstands und ähnliche Zusammenkünfte zur Verfügung. Doch auch später war die Gemeinde immer wieder bei ihm zu Gast. Als Teichmann 1906 pensioniert wurde, setzte er sich dafür ein, dass der evangelische Pfarrer Wilhelm Busch sen. (1868–1921) mit seiner Frau Johanna und acht Kindern von Elberfeld (heute: Wuppertal) nach Frankfurt zog und die verwaiste Gemeinde übernahm. Seine Einflussnahme auf die Besetzung der Pfarrstelle hat bis heute große Auswirkungen auf die Ausrichtung der Gemeinde. Busch war ein wichtiger Vertreter des Pietismus seiner Zeit – seine Heimat Wuppertal eines der Kerngebiete dieser Glaubensrichtung. Im gesellschaftlichen Leben Frankfurts nahm die Kirche bis dahin im Vergleich zur Kultur einen viel geringeren Stellenwert ein. Busch galt schon in Elberfeld als „Starprediger“ und hatte es immer abgelehnt, eine andere Stelle anzunehmen. Mehrere schriftliche Anfragen von Schmidt-Metzler, ob er die freie Pfarrstelle in der Lukasgemeinde annehmen wolle, hatte er zunächst dankend abgelehnt. Zahlreiche Anekdoten ranken sich deswegen um seinen Umzug nach Frankfurt. Wilhelm Busch jun. berichtete in seiner Biographie aus dem Jahr 1926 ausführlich über diese Episode: Nach den schriftlichen Absagen Buschs fuhr Schmidt-Metzler eines Tages selbst mit einer Abordnung nach Elberfeld. Dort besuchten sie den Gottesdienst und hörten Buschs Predigt. Im Anschluss daran gingen sie zu ihm, und Schmidt-Metzler sprach: „Komm herüber und hilf uns“[50] (nach Apostelgeschichte 16,9). Busch berührten diese Worte sehr, und er schickte die Frankfurter zu seiner Frau. Bevor diese etwas sagen konnte, sprach Schmidt-Metzler zu ihr: „Sie werden wissen, was wir im Schilde führen. Allerdings, ganz so schön, wie Sie es hier haben, können wir es Ihnen nicht bieten.“[51] Johanna erwiderte sogleich, dass sie aus Elberfeld nicht weg wollten. Schmidt-Metzler antwortete: „Ich habe Gott gebeten, er möge uns den rechten Mann nach Frankfurt geben. Und Herr Pfarrer Busch ist der rechte.“[52] Diese Worte rührten und überzeugten auch Johanna Busch, und sie einigten sich darauf, dass Busch Frankfurt besuchen würde. Als der Pfarrer einige Tage später mit der Bahn in Frankfurt eintraf, holte ihn Schmidt-Metzler mit seinem Wagen am Bahnhof ab und brachte ihn nach Sachsenhausen, um dort die Gemeinde kennenzulernen. Auf der Fahrt machte Busch mit sich selbst ein Zeichen aus: Er würde die Pfarrstelle ablehnen, wenn kein Tischgebet gesprochen würde. Diese Sorge war unbegründet, denn Schmidt-Metzler betete „frei aus dem Herzen“[53] und nach dem „Amen“ sagte Busch sein Kommen zu und trat zum 1. Juni 1906 die Stelle an. Bis zu diesem Zeitpunkt hatte die Lukasgemeinde noch kein eigenes Kirchengebäude; die Gottesdienste fanden in einem Saal des Gemeindehauses statt. Mathilde und Moritz Schmidt-Metzler besuchten den Gottesdienst jeden Sonntag. Im Gegenzug war die Familie Busch häufig in der Villa Metzler am Schaumainkai zu Gast. Zwischen den beiden Männern entwickelte sich innerhalb kurzer Zeit eine innige Freundschaft, und Schmidt-Metzler unterstützte den Pfarrer in seiner neuen Heimat.[54]

Gemeinsam richteten Moritz Schmidt-Metzler und Pfarrer Busch jeden Monat Veranstaltungen im Gemeindehaus der Lukasgemeinde aus. Bedeutende Persönlichkeiten des Frankfurter Lebens waren hier ebenso zu Gast wie Besucher aus der ganzen Welt, darunter auch Missionare aus Samoa. Daraus entwickelte sich ein großes Netzwerk. Auf der Monatsversammlung am 3. April 1905 hielt auch Schmidt-Metzler einen Vortrag über den Kaiserdom in Berlin. Nach wie vor hatte die Lukaskirche kein eigenes Kirchengebäude, und Schmidt-Metzler setzte sich unermüdlich für einen Neubau ein. Bei einem Besuch Berlins hatte er den Kaiserdom besichtigt und wollte nun auch für den Bau der Lukaskirche einen Zentralbau durchsetzen, wie es ihn in Frankfurt am Main bereits mit der Paulskirche gab. In seinem Vortrag schilderte er voller Begeisterung die Geschichte des Kaiserdoms und beschrieb seine Architektur und die Innenausstattung. Mit zahlreichen Fotografien machte er das Erzählte noch anschaulicher. Sein Vortrag fand großen Beifall, doch letztendlich setzte sich von den 64 eingereichten Entwürfen für den Neubau der des Frank-

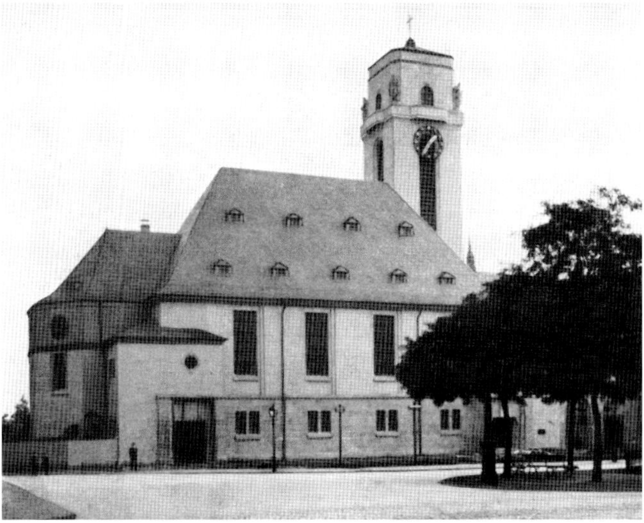

(25) Die Lukaskirche in Sachsenhausen, 1913–1944.

furter Architekten Carl Friedrich Wilhelm Leonhardt (1881–1918) mit rechteckigem Grundriss durch. Berühmt wurde die Lukaskirche vor allem durch die Ausschmückung mit 21 großformatigen Bildern des Künstlers Wilhelm Steinhausen (1846–1924), was ihr den Namen „Frankfurter Bilderkersch" einbrachte. Gestiftet hatte diese Bilder die Frankfurter Kunstmäzenin Rose Livingston (1860–1914); die Kosten waren in etwa so hoch wie für den Bau der Kirche. Da sowohl Künstler als auch Stifterin von den Nationalsozialisten in den 1930er Jahren als Juden eingestuft worden waren und man deswegen keinerlei Notwendigkeit sah, diese im Zweiten Weltkrieg vor den Bombenangriffen zu schützen, verblieben die Bilder während des Zweiten Weltkriegs in der Kirche. Durch eine Brandbombe wurden sie am 22. März 1944 vollständig zerstört.[55]

Obwohl das Bauvorhaben zügig vorangetrieben wurde, erlebte Schmidt-Metzler nicht einmal mehr die Grundsteinle-

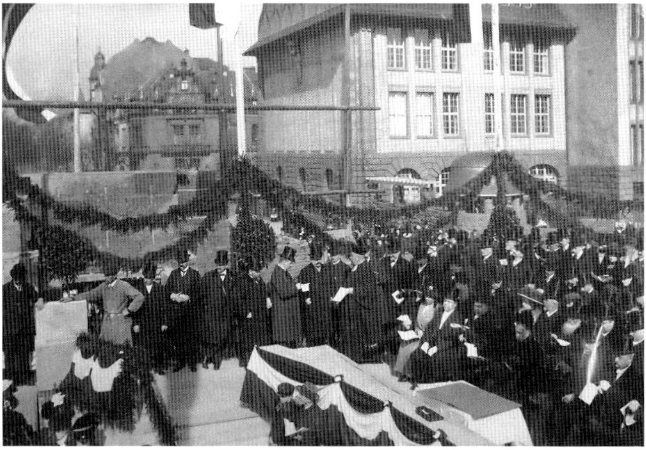

(26) Feierliche Grundsteinlegung der Lukaskirche am 10. März 1912; in der ersten Reihe in der Mitte sitzt Mathilde Schmidt-Metzler.

gung: Er starb im Dezember 1907, die Grundsteinlegung wurde erst am 10. März 1912 im Beisein Mathilde Schmidt-Metzlers gefeiert. Auch an der offiziellen Einweihung der Lukaskirche am 12. Oktober 1913 nahm sie teil und hatte einen Ehrenplatz zwischen Pfarrer Wilhelm Busch, dem Maler Wilhelm Steinhausen und der Stifterin Rose Livingston. Ihre Brüder Carl und Stadtrat Albert von Metzler stifteten anlässlich der Einweihung auf Mathildes Wunsch liturgische Gegenstände, die bis heute für Abendmahlsgottesdienste genutzt werden. Kaiserin Auguste Viktoria erwies der Gemeinde ebenfalls eine große Ehre und schenkte ihr eine Altarbibel mit Widmung.

Matthäuskirche

Neben dem Bau der Lukaskirche trieb Moritz Schmidt-Metzler auch den Bau der Matthäuskirche zwischen Hauptbahnhof und Messe an der heutigen Friedrich-Ebert-Anlage voran. Der sich schnell entwickelnde Westen Frankfurts und die rasant wachsende Bevölkerung erforderten auch hier einen Neubau, dessen Fertigstellung Schmidt-Metzler noch erlebte. Neben Oberbürgermeister Franz Adickes und Franz von Hoven hatte er in seiner Funktion als Mitglied des Kirchenvorstands der evangelisch-lutherischen Matthäusgemeinde der Jury angehört, die sich aus 70 eingereichten Entwürfen für einen Entwurf im neugotischen Stil des Architekten und Stadtplaners Friedrich Pützer (1871–1922) entschied. Pützer hatte unter anderem den Hauptbahnhof in Darmstadt entworfen. Bei der Matthäuskirche handelt es sich um den erst zweiten evangelischen Kirchenneubau Frankfurts außerhalb der historischen Innenstadt. Lange Jahre war es das größte evangelische Kirchenhaus der Stadt. Der bereits erwähnte Karl Veidt war von 1939 bis 1944 Pfarrer der Matthäusgemeinde.

Anlässlich der Grundsteinlegung am 21. Juni 1903 gehörte Moritz Schmidt-Metzler als Mitglied des Kirchenvorstands zu den Mitunterzeichnern der Urkunde, die in den Hauptpfeiler unter der Apsis eingemauert wurde. Als Präsident der Synode sprach er außerdem folgende Worte: „Laß Deine Augen offen stehen über diesem Hause Tag und Nacht, über der Stätte, dahin zu Deinem Namen zu stellen geredet hast, daß Du hörest das Gebet, das Deine Knechte an dieser Stätte tun werden."[56] Knapp zwei Jahre später wurde die Matthäuskirche eingeweiht. Am 21. Mai 1905 übergab der Architekt Friedrich Pützer den Schlüssel der Matthäuskirche an einen Vertreter des Kultusministers, der ihn an Schmidt-Metzler weiterreichte. Dieser vertraute ihn dem Pfarrer an. Viele Frankfurter Familien hatten den Bau finanziell unterstützt: So spendeten unter anderem die Familien Grunelius, Hauck-Metzler, Metzler und Schmidt-Metzler für den Erwerb der Glocke „Frankfurt". Auch

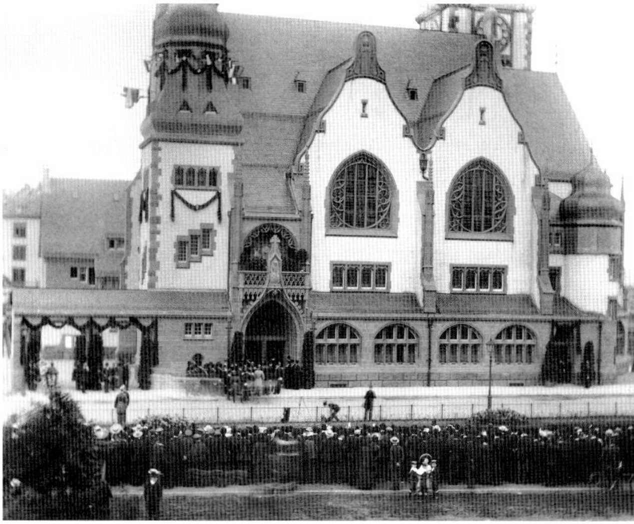

(27) Einweihung der Matthäuskirche am 21. Mai 1905.

Kaiser und Kaiserin erwiesen der neuen Kirche große Ehren. So stiftete Kaiserin Auguste Viktoria eine wertvolle Altarbibel mit Widmung; Kaiser Wilhelm II. zeichnete Friedrich Pützer mit zahlreichen Orden aus. Die theologische Fakultät der Universität in Marburg nutzte die Feier, um Schmidt-Metzler zum Ehrendoktor der Theologie zu ernennen. Diese seltene Auszeichnung erhielt er in Anerkennung seiner Verdienste um die Neuordnung der Frankfurter evangelischen Landeskirche und um den Bau der Matthäuskirche. Als 1908 eine Festschrift zur Einweihung erschien, widmeten die Herausgeber diese Schmidt-Metzler mit den Worten: „Dem unermüdlichen Förderer des inneren und äußeren Baues unserer Frankfurter evangelisch-lutherischen Kirche.“[57]

Für Moritz Schmidt-Metzler war Religion eine sehr persönliche Angelegenheit. Er lebte seinen Glauben, der für ihn nie im Widerspruch zu seinem Interesse für die Naturwissenschaften stand. Er drängte seine Anschauung jedoch niemandem auf und beurteilte andere auch nicht nach deren Konfession. Anderen theologischen Positionen und Meinungen stand er stets offen und interessiert gegenüber.[58] Der Frankfurter Kirchenkalender aus dem Jahr 1909 charakterisierte in einem Nachruf den Glauben Schmidt-Metzlers wie folgt: „Schmidts Glaube war ein einfacher und starker, kindlich-naiver, sein Verhältnis zu Gott ein direkt persönliches; Gottes gnädiges Walten fühlte und erkannte er in dem eigenen Wirken, und nicht seinem Verdienste schrieb er die Erfolge seiner ärztlichen Tätigkeit zu, sondern der Barmherzigkeit und der Gnade des Allmächtigen. Niemals trug er seine Religiosität zur Schau; niemanden suchte er seinen Glauben aufzudrängen und nichts lag ihm ferner, als sich von konfessionellen Rücksichten bei der Beurteilung anderer leiten zu lassen. Selbst ehrlicher Lutheraner war er von der größten Toleranz gegen Andersgläubige, und in bewundernswerter Weise hat er es verstanden, mit seinem ehrlichen, wahren Glauben die Anschauungen der modernen Naturwissenschaften konfliktlos zu vereinen."[59]

X. Vorgeschichte zur Gründung der Frankfurter Universität

Die Idee zur Gründung einer Universität hat in Frankfurt eine lange Tradition.[60] Erste Bestrebungen dazu gab es im Mittelalter; man ließ diese Pläne jedoch schnell wieder fallen, da seit 1477 die Universität im benachbarten Mainz Studienmöglichkeiten bot. Die Stadt Frankfurt konzentrierte sich weiter auf den Handel, ihre günstige Lage an bedeutenden Handelsstraßen und die Messen verschafften den Einwohnern Arbeit, Wohlstand und Ansehen. Damit verloren Pläne zur Gründung einer Universität vorerst an Dringlichkeit. Selbst als Heidelberg im Rahmen des Pfälzischen Erbfolgekrieges durch die Franzosen zerstört und die Heidelberger Universität von 1693 bis 1698 nach Frankfurt verlegt wurde, konnte sie sich dort nicht dauerhaft etablieren.

Mitte des 18. Jahrhunderts verbreitete sich humanistisches Gedankengut in Frankfurt. Das Bürgertum nahm vermehrt Bildungsmöglichkeiten wahr, richtete eigene Bibliotheken ein, legte wissenschaftliche Sammlungen an, unternahm Bildungsreisen und wurde damit maßgebend für das gesamte geistige Leben in der Stadt. Es fehlte jedoch nach wie vor eine Universität wie in anderen Großstädten. Konkreter wurde das Vorhaben erst wieder im 19. Jahrhundert. Nach dem Zusammenbruch des alten Reiches verlor Frankfurt für einige Jahre den Status als freie Reichsstadt. An ihre Stelle trat das Großherzogtum Frankfurt (1806–1813), an dessen Spitze der letzte Mainzer Kurfürst und Erzbischof Karl Theodor von Dalberg (1744–1817) als Landesherr stand. Er initiierte eine Universität nach französischem Vorbild mit Einzelfakultäten an verschiedenen Orten. Die in Frankfurt beheimatete medizinische Fakultät wurde nach der Niederlage Napoleons in der Völkerschlacht bei Leipzig im Jahr 1813 und der Auflösung des Großherzogtums Frankfurt auf Veranlassung der nachfolgenden freien Stadtregierung umgehend geschlossen. Die Bürger hielten jedoch weiter am humanistisch geprägten Bildungsideal fest, das neben einer umfassenden Persönlichkeitsbildung die Vermittlung von wissenschaftlichem Denken beinhaltete.

Bestärkt darin wurden die Frankfurter von einem ihrer berühmtesten Söhne: Goethe hatte als junger Mann Johann Christian Senckenberg persönlich kennengelernt und das Werk des Stifters zeitlebens begrüßt. Seit 1780 befasste sich der Dichter selbst mit Fragen der Naturwissenschaften, und als man ihm 1807 die Aufsicht über die Universität Jena übertrug, setzte er sich hier besonders für den Ausbau der naturwissenschaftlichen Fakultät ein. Als Goethe sich dann 1815 längere Zeit in Frankfurt aufhielt, befasste er sich intensiv mit der Dr. Senckenbergischen Stiftung. Er sah dringenden Handlungsbedarf und empfahl den Frankfurtern in seinem Aufsatz *Über Kunst und Alterthum in den Rhein und Mayn Gegenden* den Ausbau zeitgemäßer Bildung und der Wissenschaftsabteilungen. Als Vorbild nannte Goethe die 1808 gegründete Wetterauische Gesellschaft für die gesamte Naturkunde zu Hanau. Die Frankfurter folgten seinem Rat, und so kam es gerade in der ersten Hälfte des 19. Jahrhunderts zu einem Boom an Vereinsgründungen mit naturwissenschaftlichen Zielen. Ausgangspunkt für diese Vereine war die Dr. Senckenbergische Stiftung: 1816 entstand die Polytechnische Gesellschaft, ein Jahr später kamen die Senckenbergische Naturforschende Gesellschaft und der Gelehrtenverein für Deutsche Sprache hinzu, 1824 der Physikalische Verein, 1836 der Geographische Verein, 1845 der Ärztliche Verein und 1855 der Mikroskopische

Verein. Allesamt übernahmen sie Bildungsaufgaben, indem sie Einrichtungen wie Bibliotheken, Museen und Forschungsstätten schufen und Vorträge zu Themen aus der Wissenschaft veranstalteten. Dadurch knüpften sie an das Erbe Senckenbergs an und wurden elementarer Bestandteil des Bildungssystems der bürgerlichen Gesellschaft. Doch auch wenn sich die einzelnen Vereine auf dem Gelände der Dr. Senckenbergischen Stiftung am Eschenheimer Turm niederließen, wirkten sie weitgehend selbstständig, und es war zunächst nicht beabsichtigt, diese unter einem Dach ähnlich einer Universität zu vereinigen.[61]

Aus den Reihen der Dr. Senckenbergischen Stiftung wurde 1817 die Senckenbergische Naturforschende Gesellschaft unter Führung des Arztes und Anatomielehrers der Stiftung, Philipp Johann Jakob Cretzschmar (1786–1845), ins Leben gerufen. Zu den 32 Gründungsmitgliedern gehörten neben 15 Ärzten Vertreter der wichtigsten Frankfurter Bürgerfamilien, unter anderem der Bankier Friedrich Metzler, der Urgroßvater von Mathilde Schmidt-Metzler. Ziele der Gesellschaft waren, die Naturwissenschaften zu fördern und ein naturhistorisches Museum zu bauen. Grundstock des Museums wurde die wissenschaftliche Sammlung Senckenbergs, auf deren Bedeutung und Einzigartigkeit schon Goethe hingewiesen hatte,[62] der am 18. Juli

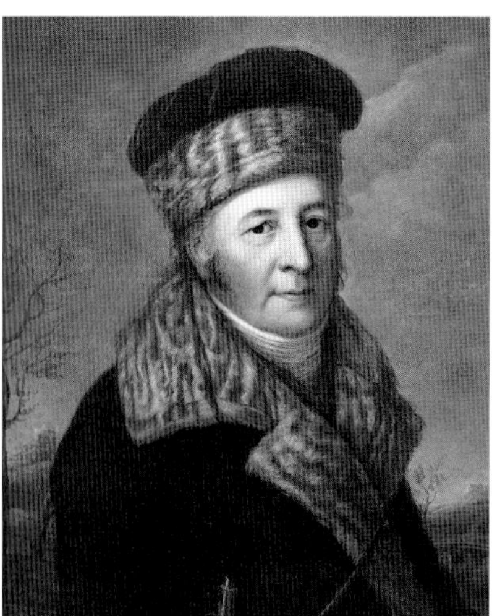

(28) Kommerzienrat Friedrich Metzler.

1820 selbst zu einem der ersten korrespondierenden Mitglieder der Gesellschaft ernannt wurde. Das Gelände für den Bau des naturhistorischen Museums stellte die Dr. Senckenbergische Stiftung am Eschenheimer Turm zur Verfügung. In der Folgezeit wurde die Sammlung kontinuierlich ausgebaut; vor allem Eduard Rüppell (1794–1884) brachte von seinen zahlreichen Forschungsreisen nach Afrika eine Vielzahl an Tier- und Pflanzenpräparaten für die Senckenbergische Sammlung mit.

Da Physik, Meteorologie und Chemie in der Senckenbergischen Naturforschenden Gesellschaft einen geringen Stellenwert hatten, spaltete sich schon sieben Jahre nach deren Gründung der Physikalische Verein ab – unter Führung des Stiftsarztes Christian Ernst Neeff (1782–1849) und des Mechanikers Johann Valentin Albert (1774–1856). Es war die Intention des Vereins, den Frankfurter Bürgern den technischen Fortschritt näherzubringen und sie in die Grundlagen der Wissenschaft einzuführen. Untergebracht wurde der Verein ab 1834 in den Räumen des Senckenberg-Museums an der Bleichstraße. In den kommenden Jahrzehnten präsentierten viele bekannte Erfinder ihre Entdeckungen in Frankfurt: Unter anderem stellte Johann Philipp Reis (1834–1874) den von ihm erfundenen Fernsprecher 1861 den Mitgliedern des Physikalischen Vereins erstmals praktisch vor. Auch Wilhelm Conrad Röntgen (1845–1923) demonstrierte 1895 die Röntgenstrahlung schon wenige Wochen nach deren Entdeckung im Physikalischen Verein. Kurz darauf richtete der Physikalische Verein ein eigenes Labor für Röntgendiagnostik ein. Im Jahr 1886 einigte sich der Physikalische Verein mit der Dr. Senckenbergischen Stiftung über den Bau eines Vereinshauses, das an der Stiftstraße errichtet wurde. Sowohl der Physikalische Verein als auch die Senckenbergische Naturforschende Gesellschaft zählten um 1900 herum je etwa 800 bis 900 Mitglieder.

Die zweite Hälfte des 19. Jahrhunderts war für die Stadt Frankfurt eine Zeit des Umbruchs. Nach Annexion durch die Preußen verlor Frankfurt 1866 erneut den Status als Freie Reichsstadt und damit die politische Selbstständigkeit. Von diesem tiefen Einschnitt erholte sich die Stadt wirtschaftlich recht schnell, weil sich die Mainmetropole in dieser Zeit mehr und mehr zu einem Industriezentrum entwickelte. Entsprechend sprunghaft stieg die Bevölkerung von 1866 bis 1910 von rund 80.000 auf über 410.000 Einwohner. Bedingt war dies vor allem durch Eingemeindungen zahlreicher Frankfurter Vororte wie Bornheim, Bockenheim und Niederrad und durch neue Wohngebiete. Auch das geistige Leben blühte weiter, und der Gedanke zur Gründung einer Universität wie in anderen deutschen Großstädten war in den Köpfen vieler Frankfurter präsent.

Schon während der Nationalversammlung 1848 war der Ruf laut geworden, in Frankfurt als Hauptstadt des Bundes eine Hochschule zu errichten. Dieses Vorhaben scheiterte jedoch ebenso schnell wie die Nationalversammlung. Während die Senckenbergischen Einrichtungen in dieser Zeit die Bildung und Forschung in den Naturwissenschaften weiter förderten, entstand 1859 parallel für die Bildung in Literatur und Philosophie das Freie Deutsche Hochstift für Wissenschaften, Künste und allgemeine Bildung. Es verstand sich selbst als Akademie und Bildungsstätte für Erwachsene, und seine Vertreter sprachen sich ebenfalls für die Gründung einer Universität aus. Dieser Gedanke wurde mit dem Zerbrechen des Deutschen Bundes und der Annexion Frankfurts durch Preußen erneut aufgegriffen, um die Stadt für den Verlust ihrer politischen Selbstständigkeit zu entschädigen. Einige Frankfurter Gelehrte thematisierten die Gründung einer Universität in den 1870er und 1880er Jahren immer wieder, doch konkreter wurden diese Überlegungen erst mit dem Amtsantritt des Oberbürgermeisters Franz Adickes im Jahr 1891, der umfangreiche Veränderungen in der Stadt veranlasste,[63] darunter die Stadterweiterung, die Verbesserung der Infrastruktur und die Ansiedlung von Industrieunternehmen. Außerdem wollte er das Image der Stadt als Handels- und Finanzplatz hin zu einem Standort der Wissenschaft verändern. Hierfür sollten neue Kultur- und Bildungsinstitute geschaffen und bereits vorhandene weiter ausgebaut werden, darüber hinaus sollte die praktische Ausbildung für Mediziner verbessert und ein praktisches Ausbildungsjahr für diese Berufsgruppe eingeführt werden. Damit versuchte Adickes, die Stellung Frankfurts im Reich zu festigen. Denn durch den Bedeutungsverlust des Privatbankgeschäfts vor allem durch die – auf fehlende männliche Erben zurückzuführende – Schließung des Hauses Rothschild im Jahr 1901, den Wegzug der Großbanken in die Hauptstadt Berlin und den Bedeutungsverlust der Frankfurter gegenüber der Berliner Börse verlor auch Frankfurt an Bedeutung und büßte seine Stellung als Finanzzentrum des Reiches ein.[64]

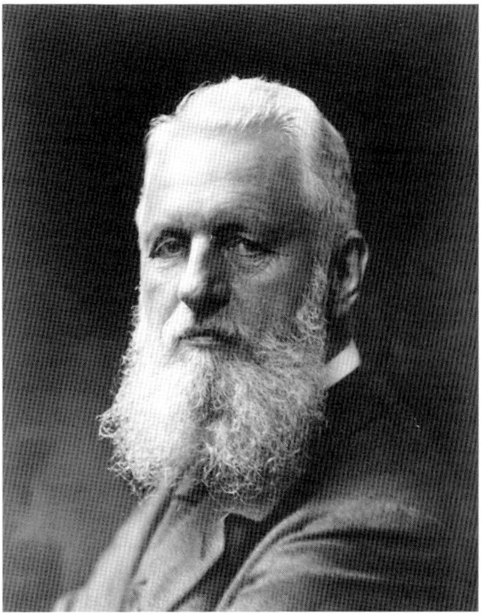

(29) Der Frankfurter Oberbürgermeister Franz Adickes.

Etwa zeitgleich mit Adickes' Amtsantritt erschien die vom Frankfurter Stadtverordneten Otto Kanngiesser (1836–1892) verfasste Denkschrift *Frankfurts nächste Gegenwart und Zukunft*. Darin stimmte der Autor der Ansicht zu, dass in Frankfurt eine Universität geschaffen werden könne und müsse.[65] Zudem regte er an, einen neuen Hochschultypus zu etablieren, in dem die bereits vorhandenen, unabhängig voneinander arbeitenden Institutionen wie die Senckenbergische Naturforschende Gesellschaft oder der Physikalische Verein die Lehre übernehmen sollten. Adickes gefiel diese Idee; sie lieferte den entscheidenden Impuls zur Gründung einer Universität in Frankfurt. In seinen *Persönlichen Erinnerungen* hielt er fest, dass für ihn „der Gedanke der Errichtung einer Universität in Frankfurt immer der leuchtendste aller der Sterne [war], die [ihn] lockten und [seinen] Weg erhellten".[66] Jedoch sollten noch einige Jahre vergehen, bis die Universität gegen zahlreiche Widerstände und Hindernisse im Jahr 1914 eröffnet werden konnte. Einwände gegen die Gründung einer Universität gab es vor allem von Seiten der Vertreter des mehrheitlich sozialdemokratischen Stadtparlaments und des Preußischen Abgeordnetenhauses, die der Ansicht waren, dass die im Reich vorhandenen Universitäten genügten. So blieben Geldmittel und die staatliche Genehmigung zunächst aus, die nach preußischem Recht für die Gründung notwendig waren. Adickes' Hartnäckigkeit und Ausdauer ist es letztendlich zu verdanken, dass er in den folgenden Jahren geeignete Personen für seine Pläne begeistern konnte. Dies war Voraussetzung für die Gründung einer Universität in Frankfurt.

XI. Ein Arzt wird zum Wegbereiter der Frankfurter Universität

Eine der Personen, die Franz Adickes bei seinen Plänen zur Gründung einer Universität unterstützten, war Moritz Schmidt-Metzler. Schon früh hatte Adickes in seinen Plänen zur Universitätsgründung der Dr. Senckenbergischen Stiftung und damit auch Schmidt-Metzler als dem Vorsitzenden ihrer Administration eine besondere Rolle zugedacht. Dem Oberbürgermeister spielte dabei die Notlage aller Senckenbergischen Einrichtungen in die Hände: In allen Gebäuden auf dem Gelände der Stiftung am Eschenheimer Turm herrschte durch den Fortschritt der Forschung und das Anwachsen der Sammlungen akute Raumnot. Schon in den 1870er Jahren hatte der Physikalische Verein beabsichtigt, ein eigenes Gebäude an der Brönnerstraße zu errichten. Wegen Protesten von Anwohnern, die Brände und Explosionen befürchteten, ließ sich das Vorhaben erst 1885 bis 1887 in der Stiftstraße zwischen dem Bürgerhospital und der Bibliothek verwirklichen. Die Dr. Senckenbergische Stiftung überließ dem Physikalischen Verein dafür das Gelände und ein Darlehen für die Baukosten von 25.000 Mark. Nach dem Umzug des Physikalischen Vereins in die neuen Laboratorien verlegte die Senckenbergische Naturforschende Gesellschaft Teile ihrer Sammlung in das alte Gebäude des Physikalischen Vereins. Im Senckenberg-Museum am Eschenheimer Turm standen zu diesem Zeitpunkt keine freien Lager-, Arbeits- und Ausstellungsflächen mehr zur Verfügung. Ähnlich beengt ging es zu in der Senckenbergischen Anatomie, der Bibliothek und im Botanischen Institut und bald auch wieder im Physikalischen Verein. Erweiterungsbauten waren damit für alle am Eschenheimer Turm ansässigen Einrichtungen zum Ende des 19. Jahrhunderts dringend notwendig.

Am 6. Juli 1895 legte Moritz Schmidt-Metzler in seiner Funktion als Vorsitzender im Rahmen einer Sitzung der Administration einen Bericht vor, der sich mit der Raumnot aller Wissenschaftseinrichtungen auf dem Stiftungsgelände befasste. So regte er darin an, die Institutsgebäude der Senckenbergischen Naturforschenden Gesellschaft und des Physikalischen Vereins zu vergrößern, ein Hörsaalgebäude zu errichten und die Bibliothek zu erweitern. Gleichzeitig stellte er die Zukunft des Bürgerhospitals infrage, da es am Eschenheimer Turm an einer für ein Krankenhaus ungeeigneten, da zu dunklen und beengten Stelle liege und zudem verhindere, dass die anderen Institute erweitert werden können. Er schlug drei Möglichkeiten für die Zukunft des Bürgerhospitals vor: Es solle entweder in die Vorstadt verlegt, ganz aufgegeben (das städtische Armenamt garantiere eine gewisse Grundversorgung) oder in eine von Adickes geplante „medizinische Schule" eingegliedert werden. Die Mittel des Bürgerhospitals sollten entweder der „medizinischen Schule" zur Verfügung gestellt werden, um die notwendigen Spezialkliniken für Frauen-, Augen- und Ohrenkrankheiten zu errichten, oder an bedürftige Kranke verteilt werden. Schmidt-Metzler sprach sich für die erste Option aus. Eine Verlegung des Bürgerhospitals würde dessen Fortbestand garantieren und den anderen Instituten erlauben, ihre Flächen zu erweitern.

Adickes sah in der „medizinischen Schule" einen wichtigen Ausgangspunkt für die Gründung einer Universität. Zum Zeitpunkt seines Amtsantritts hatte es in Frankfurt keine städtischen Krankenhäuser gegeben; die Kranken- und Armenpflege war bis dahin Stiftungssache gewesen. So veranlasste

Adickes in der ersten Hälfte der 1890er Jahre den Bau eines Klinikkomplexes auf stadteigenem Gelände an der Gartenstraße in Sachsenhausen, der Keimzelle der späteren medizinischen Fakultät der Universität. Da diese Klinik auch ein eigenes anatomisches Institut betrieb, sah Schmidt-Metzler die Lebensfähigkeit der Senckenbergischen Anatomie als stark beeinträchtigt an. Er erläuterte seine Bedenken in der Sitzung ausführlich. Dem Protokoll der Sitzung zufolge nahmen die Mitglieder der Administration den Bericht Schmidt-Metzlers „einstweilen zur Kenntnis“.[67]

Moritz Schmidt-Metzlers Bericht ähnelt den Plänen Adickes' und zeigt, dass Schmidt-Metzler bestens mit diesen vertraut war und sie zum großen Teil unterstützte. Adickes hatte sich bereits am 28. Mai 1895 zu einer vertraulichen Denkschrift an den Magistrat bewogen gefühlt, mit der er „Gedanken und Erwägungen zwecks Ausgestaltung der Frankfurter Wissenschaftlichen Institute zu einer Philosophischen Fakultät“ darlegte. In eine noch im Sommer 1895 einberufene Magistratskommission wurde auch Schmidt-Metzler beordert. Sie sollte das weitere Vorgehen koordinieren. Die Senckenbergische Naturforschende Gesellschaft und der Physikalische Verein planten währenddessen eigenständig großzügige Museums- und Institutsneubauten am Eschenheimer Turm. Erstmals trat die Senckenbergische Naturforschende Gesellschaft 1896 an Schmidt-Metzler und die Administration der Dr. Senckenbergischen Stiftung mit der Bitte heran, ihr einen Bauplatz zu überlassen, weil sie es nicht vermochten, aus eigener Kraft den Kauf eines geeigneten Baugeländes zu finanzieren und darauf einen Neubau zu errichten. Die Administration der Dr. Senckenbergischen Stiftung zeigte sich geneigt, geeignete Grundstücke zur Verfügung zu stellen – auch um den Absichten Senckenbergs nachzukommen, auf dem Gelände der Stiftung ein

Zentrum der Wissenschaften zu schaffen und zu erhalten. Die Stiftungsvertreter zogen in Betracht, das neue Senckenberg-Museum gegenüber dem Eschenheimer Turm zwischen Bleich- und Stiftstraße zu errichten, auf der nordöstlichen Ecke des Geländes das physikalisch-chemische Institut und dazwischen die neue Bibliothek. An der Ecke Bleich- und Brönnerstraße sollte zudem ein Hörsaalgebäude gebaut werden, das auch der Ärztliche Verein und der Verein für Geographie und Statistik nutzen könnten. Die Verhandlungen zwischen den städtischen Baubehörden und der Dr. Senckenbergischen Stiftung begannen 1897, ohne zu einem Ergebnis zu führen. Allen Beteiligten war bald klar, dass der Platz auf dem alten Stiftungsgelände schon zu diesem Zeitpunkt für die weit reichenden Pläne zu klein war und außerdem keinen Raum für spätere Erweiterungen bot. Erschwerend kam hinzu, dass die Stadt in ihren ab 1890 erneuerten Fluchtlinienplänen vorgesehen hatte, unter anderem einen Straßenzug vom Eschenheimer Turm durch die Stift- und Senckenbergstraße über den alten Peterskirchhof nach Nordosten anzulegen, was es unmöglich gemacht hätte, die Gebäude auf dem Stiftungsgelände zu erweitern – und die Gefahr mit sich gebracht hätte, Altbauten abreißen zu müssen.

Die Senckenbergische Naturforschende Gesellschaft und der Physikalische Verein hielten jedoch weiter an den Plänen für die Neubauten fest, zumal sie das erforderliche Baukapital aufbringen konnten. Adickes griff dann persönlich in die Verhandlungen zwischen den städtischen Behörden und der Dr. Senckenbergischen Stiftung ein und sprach sich vehement für das Vorhaben und vor allem für den Bau des Hörsaalgebäudes aus, für dessen Finanzierung er städtische Mittel in Aussicht stellte. Bevor die Pläne Gestalt annahmen, wurden Stimmen gegen den Bau eines Hörsaalgebäudes laut: Denn es würde den Lichteinfall und die Luftzufuhr im benachbarten Bürgerhospi-

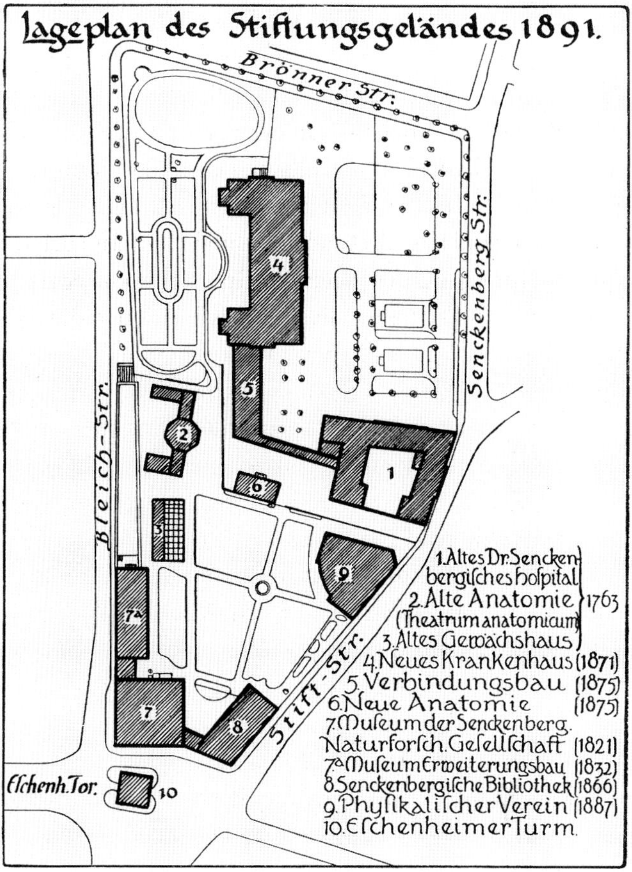

(30) Lageplan des alten Stiftungsgeländes am Eschenheimer Turm, 1891.

tal beeinträchtigen, wie es Moritz Schmidt-Metzler schon 1895 befürchtet hatte. Um das Hörsaalgebäude dennoch verwirklichen zu können, schlug Adickes ebenso wie Schmidt-Metzler vor, das Bürgerhospital an den Stadtrand und das anatomische Institut auf das Gelände des städtischen Krankenhauses zu verlegen. In diesem Stadium des Vorhabens ersuchte der Physikalische Verein die Dr. Senckenbergische Stiftung darum, seine Institute in das neue Hörsaalgebäude zu verlegen und stattdessen Hörsäle im freiwerdenden Gebäude des Bürgerhospitals einzurichten. Ins alte Gebäude des Physikalischen Vereins könne dann das anatomische Institut einziehen, dessen angestammte Unterkunft dem Neubau des Senckenberg-Museums weichen musste. Bevor ein Beschluss gefasst wurde, befragte die Administration zahlreiche Experten in Fragen der Medizin und der Naturwissenschaft. Von ihrer Seite gab es zwar keine Bedenken gegen eine Verlegung des Bürgerhospitals, in Sachen Verlegung des anatomischen Instituts waren die Meinungen jedoch geteilt. So sprachen sich Moritz Schmidt-Metzler und die übrigen Mitglieder der Administration im Februar 1899 dafür aus, das Bürgerhospital „gegen Gewährung vollständigen Ersatzes aus städtischen Mitteln, insbesondere unentgeltliche Überweisung eines geeigneten Grundstücks“[68] zu verlegen, und machten davon die Erlaubnis für die Neubauten der Senckenbergischen Naturforschenden Gesellschaft und des Physikalischen Vereins abhängig. Jedoch lehnten sie es ab, das anatomische Institut auf das Gelände des städtischen Krankenhauses zu verlegen. Zudem missbilligten sie ein als Ausweichquartier in Betracht gezogenes Grundstück zwischen Ginnheim und dem gerade erst nach Frankfurt eingemeindeten Bockenheim wegen seiner relativ großen Entfernung zur Innenstadt. Schließlich bewilligte die Administration den Vorschlag, ein „auf dem Terrain östlich der Eckenheimer Landstraße“[69] gelegenes Grundstück für eine Verlegung des Bürgerhospitals in Betracht zu ziehen, woraufhin es die Stadt für diesen Zweck reservierte.

Da die Dr. Senckenbergische Stiftung nachwies, das Vorhaben nicht alleine finanzieren zu können, erläuterte Adickes die Pläne am 30. Mai 1899 vor der Stadtverordnetenversammlung. Die Stadtverordneten erkannten zwar die Wichtigkeit des Vorhabens und das Wirken der Stiftung für das Gemeinwohl an, lehnten es aufgrund der prekären Haushaltslage der Stadt jedoch ab, die Stiftung bei der Finanzierung des Vorhabens zu unterstützen. Weitere Verhandlungen blieben ergebnislos. Wie verfahren die Situation war, zeigt ein Schreiben von Moritz Schmidt-Metzler an Franz Adickes vom 15. Juli 1900: „Sehr geehrter Herr Bürgermeister! Ich danke Ihnen verbindlichst für die Übersendung des Vertragsentwurfs zwischen der Stadt und der Dr. Senckenbergischen Administration, kann Ihnen aber bei der Gelegenheit den persönlichen Eindruck nicht verschweigen, dass wohl auf Grund dieses Vorschlags eine Verständigung kaum zu Stande kommen dürfte. Mit grösster Hochachtung Moritz Schmidt-Metzler".[70]

Im September 1900 nahm die Dr. Senckenbergische Stiftung in einem Schreiben an die Senckenbergische Naturforschende Gesellschaft Stellung zum bisherigen Verlauf der Bauvorhaben und dem Stand der Verhandlungen. Die Administration der Dr. Senckenbergischen Stiftung wies darin erneut ausdrücklich darauf hin, dass die Neubauten der Senckenbergischen Naturforschenden Gesellschaft und des Physikalischen Vereins den Betrieb des Bürgerhospitals ernsthaft gefährden würden und es deshalb unumgänglich sei, das Bürgerhospital zu verlegen. Die Verhandlungen mit den städtischen Behörden seien daher entscheidend für künftige Schritte. Da die Verhandlungen jedoch nach wie vor stockten und keine Einigung der betroffenen Parteien absehbar war, schlug Franz Adickes eine neue Lösung vor. Er regte an, die gerade neuentstandene Jügel-Stiftung in die Pläne einzubeziehen. Carl Christian Jügel (1783–1869) war ein wohlhabender Frankfurter Buchhändler. Zeit seines Lebens war er ein großer Verfechter geistiger Bildung und Befürworter der Universitätsgründung in Frankfurt. Seine Söhne richteten zehn Jahre nach seinem Tod eine nach ihm benannte Stiftung ein, der nach dem Tod des letzten Sohnes am 17. Februar 1901 zwei Millionen Mark Stiftungsvermögen zuflossen. Noch im Frühjahr 1901 beschloss die Administration der Carl Christian Jügel-Stiftung, „eine akademische Lehranstalt für die Gebiete der Geschichte, Philosophie, sowie der deutschen Sprache und Literatur“[71] zu errichten. Adickes hoffte, die Jügel-Stiftung dazu bewegen zu können, das sogenannte „Jügelhaus“ auf dem Gelände der Dr. Senckenbergischen Stiftung am Eschenheimer Turm zu bauen unter Mitbenutzung des Hospitalgebäudes, um dadurch der Administration der Dr. Senckenbergischen Stiftung die Mittel für den Umzug des Bürgerhospitals und die Neubauten verschaffen zu können. Die Senckenbergische Naturforschende Gesellschaft und der Physikalische Verein begrüßten diesen Vorschlag, und die sogleich aufgenommenen Verhandlungen zwischen der Dr. Senckenbergischen Stiftung und der Jügel-Stiftung verliefen zumindest anfangs positiv.

In der Zwischenzeit trieben die Senckenbergische Naturforschende Gesellschaft und der Physikalische Verein ihre Bauvorhaben mit Hochdruck voran. Erstere stellte bereits den Antrag, auf dem Gelände des botanischen Gartens eine Bauhütte zu errichten und Teile der Sammlungen in der Bauphase in den Dachkammern des Bürgerhospitals zu lagern. Die Administration der Dr. Senckenbergischen Stiftung wandte sich an die Direktion des Palmengartens, um dem Botanischen Institut im Palmengarten während der Bauarbeiten die Entnahme von Pflanzen für Lehrzwecke zu ermöglichen. Da die Verhandlungen zwischen der Dr. Senckenbergischen Stiftung und der Jügel-Stiftung keine Fortschritte machten, richteten die Senckenbergische Naturforschende Gesellschaft und der Physikalische Verein am 25. Januar 1902 ein gemeinsames Schreiben an die Administration der Jügel-Stiftung. Darin wurde die Administration erneut darum gebeten zu überlegen, ob ein Bau des Jügelhauses auf dem Gelände am Eschenheimer Turm möglich wäre, damit die Neubauten endlich errichtet werden könnten. Die Administration der Dr. Senckenbergischen Stiftung betonte am 12. April 1902 gegenüber der Senckenbergischen Naturforschenden Gesellschaft, dass sie die Erlaubnis für den Beginn der Bauarbeiten erst dann aussprechen könne, wenn die städtischen Behörden die zwischenzeitlich mit der Jügel-Stiftung getroffene Vereinbarung genehmigen. Auf eigenes Risiko könne die Senckenbergische Naturforschende Gesellschaft jedoch mit den Bauarbeiten beginnen.

Der Magistrat der Stadt Frankfurt befürwortete am 19. April 1902 das Vorhaben. Um Verlegung und Neubau des Bürgerhospitals zu ermöglichen, sollte die Jügel-Stiftung auf dem Gelände der Dr. Senckenbergischen Stiftung an der Senckenbergstraße ein Grundstück mit etwa 6.700 m^2 für 1,4 Millionen Mark erwerben und darauf das Jügelhaus für eine Million Mark bauen. Der Dr. Senckenbergischen Stiftung überließ die Stadt dafür ein Grundstück an der Nibelungenallee für den Neubau des Bürgerhospitals. Bevor aber diese Vorhaben in die Tat umgesetzt werden konnten, lehnte die Stadtverordnetenversammlung am 6. Mai 1902 den Antrag des Magistrats zur Jügel-Stiftung ab. Die Stadtverordneten wandten sich vor allem gegen die Zweckbestimmung der Jügel-Stiftung, eine allgemeine öffentliche Unterrichtsanstalt zu errichten und zu erhalten.[72] Aufgrund dieses Widerstands richtete die Senckenbergische Naturforschende Gesellschaft am 17. Mai 1902 ein Schreiben an Moritz Schmidt-Metzler als Vorsitzenden der Administration – mit der Bitte, die Bauvorhaben von Physikalischem Verein und Senckenbergischer Naturforschender Gesellschaft zu trennen und Letzterer separat die Bauerlaubnis für den Neubau zu erteilen. Da die Administration wieder nur darauf hinwies, dass diese Erlaubnis von der Verlegung des Bürgerhospitals abhängig sei, wandte sich die Senckenbergische Naturforschende Gesellschaft am 31. Mai 1902 mit der Denkschrift *Vorstellung der Senckenbergischen Naturforschenden Gesellschaft betr. Errichtung eines Museums-Neubaus* an die Stadtverordneten. Sie schilderte darin die Raumnot aufgrund der anwachsenden wissenschaftlichen Sammlungen, ihre Finanzlage und das Scheitern der bisherigen Verhandlungen. Da die „Errichtung des geplanten Neubaus nunmehr geradezu zu einer brennenden Lebensfrage für die Senckenbergische Naturforschende Gesellschaft geworden"[73] sei, drängte sie auf eine baldige Entscheidung seitens der Stadtverordnetenversammlung.

Durch die ablehnende Haltung der Stadtverordnetenversammlung war Franz Adickes gezwungen, seine Pläne zu ändern. In einem ersten Schritt galt es, die Rechtsverhältnisse der Jügel-Stiftung zu klären, um die Stiftung in seine Pläne zur Neubebauung des Geländes der Dr. Senckenbergischen Stiftung einbinden zu können. Schon knapp einen Monat nach der ersten Ablehnung – am 10. Juni 1902 – genehmigte die Stadtverordnetenversammlung eine neue Satzung der Jügel-Stiftung mit der von Adickes gewünschten Zweckbestimmung.

Zwischenzeitlich waren Adickes jedoch Bedenken gekommen, dass die Neubauten auf dem alten Stiftungsgelände ein aufgrund des Platzmangels „nicht wieder gut zu machender Fehler"[74] seien. Stattdessen erdachte er eine „weit bessere und zukunftsreichere Lösung".[75] Auf einer gemeinsamen Bahnfahrt im Sommer 1902 erläuterte Adickes Moritz Schmidt-Metzler seine Bedenken hinsichtlich der Bebauung des Grundstücks am Eschenheimer Turm und präsentierte ihm seinen neuen Lösungsvorschlag: Nicht nur das Bürgerhospital sollte verlegt werden, sondern auch die anderen Einrichtungen sollten an neuer Stelle ihren Platz erhalten. Neben dem Gelände an der Nibelungenallee für das Bürgerhospital stellte Adickes ein Grundstück an der Viktoriaallee zwischen Kettenhofweg und Jordanstraße in Aussicht. Um dieses Vorhaben finanzieren zu können, sollte die Dr. Senckenbergische Stiftung ihr Gelände am Eschenheimer Turm verkaufen und mit dem Erlös Neubauten errichten: für das Bürgerhospital an der Nibelungenallee, für das Senckenberg-Museum, den Physikalischen Verein und die Bibliothek an der Viktoriaallee, für den Botanischen Garten am Palmengarten und für die Anatomie am Städtischen Krankenhaus. Schmidt-Metzlers anfängliche Bedenken, die Stiftung könne ein solch aufwändiges Vorhaben finanziell und organisatorisch nicht schultern, konnte Adickes schnell ausräumen. Der Oberbürgermeister garantierte der Stiftung die Unterstützung durch die Stadt und einen bestimmten Erlös aus dem Verkauf des Geländes am Eschenheimer Turm.

Nach der Rückkehr aus Berlin fasste Franz Adickes das Gespräch und erste Schritte für Moritz Schmidt-Metzler in einem Brief zusammen: „Lange Besprechungen mit der Stadtkämmerei, besonders Varrentrapp und Seidel haben uns allen die Überzeugung aufgedrängt, daß nach Lage der Verhältnisse eine Lösung der verschiedenen Aufgaben […] nur möglich ist, wenn ihr ganzes Institutsgrundstück verkauft wird und nicht nur das neue Krankenhaus, sondern alle geplanten Bauten auf anderem billigerem Boden erbaut werden.“[76] Nach Adickes' Vorstellungen ließe sich das Vorhaben wie folgt finanzieren: Der Verkauf des gesamten Stiftungsgeländes am Eschenheimer Turm bringe insgesamt mindestens fünf Millionen Mark ein. Von diesem Erlös könne nicht nur der Neubau des Bürgerhospitals bestritten werden, sondern auch der Kauf eines neuen Geländes an der Viktoriaallee sowie diverse Neubauten. Der

Oberbürgermeister sah damit alle Finanzprobleme behoben, denn er schreibt weiter an Schmidt-Metzler: „Sie sehen: Ihre Geldnot ist auf einmal beseitigt, Sie können die wissenschaftlichen Aufgaben mit neuer Kraft in Angriff nehmen und es ist aus vielen Gründen sehr erwünscht, daß Alt-Frankfurt großen Anteil an den neuen wissenschaftlichen Untersuchungen nimmt. Für zukünftige Bauten ist Grund und Boden in Hülle und Fülle gewonnen, der Museumsbau kann gleich ganz ausgeführt werden, das Gebäude des Physikalischen Vereins kann erweiterungsfähig angelegt werden, usw.“[77] Für weitere Schritte sei nur noch die Zustimmung der Administration nötig. Als Anreiz stellte Adickes in Aussicht, dass die Dr. Senckenbergische Stiftung künftig einen größeren Einfluss in der neuen Akademie für praktische Medizin und in weiteren naturwissenschaftlichen Akademien habe, wenn sie „lebensfähige“ Institute besäße.

Im weiteren Verlauf kam es mehrfach zu mündlichen Verhandlungen zwischen Schmidt-Metzler und Adickes, über die der Vorsitzende der Administration einen ausführlichen Bericht verfasste. Schmidt-Metzler tat sich schwer, ein solch umfangreiches Vorhaben vor einer Stellungnahme der städtischen Gremien zu beschließen. Adickes drehte den Spieß jedoch herum und gab zu bedenken, dass er erst dann ein solches Projekt ausarbeiten und den städtischen Gremien vorstellen könne, wenn die Administration seine Vorschläge geprüft und diesen zugestimmt hätte. Daher trug Adickes schon am 18. August 1902 in einer Sitzung seine Pläne der gesamten Administration der Dr. Senckenbergischen Stiftung und Vertretern aller beteiligten Wissenschaftsinstitute vor. Neben dem Verkauf des gesamten Stiftungsgeländes, dem Neubau des Bürgerhospitals an der Nibelungenallee und den Neubauten der übrigen Institute an der Viktoriaallee regte er an, das anatomische Institut der Stiftung als „Senckenbergische Akademie“ an eine Akademie für praktische Medizin anzugliedern. Zudem solle die Administration deren Verwaltung übernehmen. Am 3. Dezember 1902 traf sich die Administration der Dr. Senckenbergischen Stiftung unter der Leitung von Moritz Schmidt-Metzler mit den Vertretern der beteiligten Wissenschaftseinrichtungen, um Adickes‘ Pläne zu besprechen. Alle Anwesenden sprachen sich dafür aus, wobei die Stiftungsadministration zusätzlich beschloss, ein eigenes Gebäude für die Bibliothek zu errichten. Zudem hatte sie bei ihren Berechnungen des Finanzbedarfs festgestellt, dass eine Million Mark fehlten.

Adickes brachte deswegen erneut die Jügel-Stiftung ins Spiel, die sich schon am 21. Februar 1902 bereiterklärt hatte, am gesamten Vorhaben mitzuwirken. Im Januar 1903 schrieb Adickes an Schmidt-Metzler, dass auch das Gebäude der Jügel-Stiftung auf dem Gelände an der Viktoriaallee gebaut werden könne. Als Gegenleistung solle die Jügel-Stiftung für dreiundvierzig Jahre eine Kaufpreisrente von jährlich 5.580 Mark aufbringen und für zehn Jahre die Bibliothek zu einer Jahresmiete von 1.200 Mark unterbringen. Zusätzlich solle die Jügel-Stiftung dem Ärztlichen Verein einmal im Monat einen großen Saal für Vorträge zur Verfügung stellen. Jedoch wurde vorerst die Idee, die Jügel-Stiftung in das Projekt einzubeziehen, nicht weiterverfolgt. Ebenso scheiterte Adickes‘ Vorhaben, eine Akademie für praktische Medizin aufzubauen. Diese Pläne hatten zunächst gerade in der Öffentlichkeit großen Anklang gefunden, und im Laufe des Jahres 1902 hatte der Magistrat der Stadt bei der Stadtverordnetenversammlung den Antrag gestellt, die städtischen Medizinanstalten zu erweitern und die Akademie zu errichten, der am 16. Dezember desselben Jahres angenommen wurde. Schon bald formierte sich jedoch eine Gegenbewegung in der Frankfurter Ärzteschaft, die angeführt wurde von Schmidt-Metzler und dem Direktor der Senckenbergischen Anatomie, Karl Weigert. Dabei kam es zu heftigen Auseinandersetzungen im Ärztlichen Verein, die dazu führten, dass die Stadtverordnetenversammlung am 18. April 1905 beschloss, die Gründung der Akademie für praktische Medizin nicht weiterzuverfolgen.

Die Pläne bezüglich der Grundstücke an der Viktoriaallee und der Nibelungenallee erläuterte die Administration der Dr. Senckenbergischen Stiftung der Senckenbergischen Naturforschenden Gesellschaft am 5. Februar 1903 noch einmal in einem ausführlichen Bericht. In ihrer Antwort vom 22. Februar 1903 äußerte Letztere jedoch Bedenken, dass eine Verlagerung nach der „jetzigen Peripherie der westlichen Außenstadt" zu einer „schweren langen Übergangszeit" führen könne, „in welcher das Intereße der Mitglieder erkalten, der Besuch des Museums und namentlich der regelmäßigen Vorlesungen [...] erschwert sein wird."[78] Einen Tag zuvor hatten die Mitglieder der Senckenbergischen Naturforschenden Gesellschaft in einer ordentlichen Generalversammlung bereits einstimmig dem Vorschlag der Dr. Senckenbergischen Stiftungsadministration zugestimmt und den Umzug an die

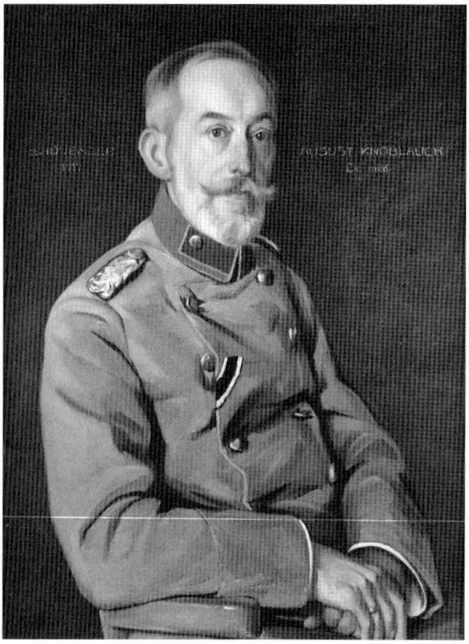

(31) August Knoblauch, langjähriger erster Vorsitzender der Senckenbergischen Naturforschenden Gesellschaft. Ottilie Roederstein (1859–1939), um 1917.

Viktoriaallee beschlossen. Hauptredner der Versammlung war der erste Vorsitzende der Senckenbergischen Naturforschenden Gesellschaft, August Knoblauch. Das für den Beschluss der Versammlung entscheidende Argument brachte jedoch Schmidt-Metzler vor, der anmerkte, „daß der Verlegung des Museums nach der Viktoria-Allee unbedingt der Vorzug vor dem augenblicklichen, auf die Dauer unhaltbaren Zustande zu geben sei.“[79] Zudem sei der Begriff der „Entfernung des Museums“ etwas, „was mit der Zeit sehr abnimmt.“ So fahre die Trambahn, die ein Beförderungsmittel aller Klassen sei, „auf 150 Schritt daran vorbei“. Dies garantiere die Beachtung des Senckenberg-Museums durch eine breite Öffentlichkeit. So werde „das rege Interesse, welches die ganze Bürgerschaft der Naturforschenden Gesellschaft und ihrem Museum entgegenbringt, sich auch in Zukunft nicht vermindern.“[80] Auch der Physikalische Verein hielt am 21. Februar 1903 eine Generalversammlung ab, die ebenfalls der Verlegung des Vereinsgebäudes an die Viktoriaallee zustimmte. Zeitgleich beschloss die Administration der Dr. Senckenbergischen Stiftung, auf dem gleichen Gelände ein neues Gebäude für die Bibliothek zu bauen.[81]

Schon am 26. Februar 1903 wurde in einer gemeinsamen Sitzung der Administration der Dr. Senckenbergischen Stiftung und der Stadtrevisoren der Verkauf des Geländes am Eschenheimer Turm offiziell bekräftigt. Mit dieser Sitzung und mit der Zustimmung aller beteiligten Institutionen waren die Vorarbeiten abgeschlossen. Die nächsten Schritte lagen in der Hand der städtischen Gremien, die vordergründig die Finanzierungsfrage zu klären hatten. Der Magistrat der Stadt bezifferte die Baukosten auf insgesamt 6,23 Millionen Mark. Am 24. Februar 1903 hatte der Magistrat deswegen schon bei der Stadtverordnetenversammlung beantragt, dass der Verkauf des Stiftungsgeländes mindestens einen Erlös in dieser Höhe erbringen müsse. Die Stadtverordnetenversammlung befasste sich am 3. März 1903 mit dem Vorgang. Sie genehmigte Adickes' Pläne, nach denen die Dr. Senckenbergische Stiftung wie geplant ihren gesamten Besitz zwischen Stiftstraße, Senckenbergstraße, Brönnerstraße und Bleichstraße verkaufen und das Bürgerhospital neu an der Nibelungenallee errichten sollte. Gleichzeitig sollten die Senckenbergische Bibliothek, das Senckenberg-Museum und der Physikalische Verein Neubauten an der Viktoriaallee erhalten, das botanische Institut einen Neubau in der Nähe des Palmengartens und das anatomische Institut einen Neubau auf dem Grundstück des städtischen Krankenhauses. Die Mittel dafür stammten aus dem Verkauf des Stiftungsgeländes. Durch die Zustimmung der Stadtverordnetenversammlung konnten die weiteren Verhandlungen über die schriftlich zu fixierenden Einzelheiten des Projekts beginnen. Während der Magistrat seine Bereitschaft bekundete, den Ankauf des Stiftungsgeländes für die Senckenbergische Naturforschende Gesellschaft und den Physikalischen Verein angemessen zu bezuschussen, signalisierte die Administration der Dr. Senckenbergischen Stiftung, dass sie den Vertrag erst dann unterzeichnen würde, wenn nach Deckung aller Kosten ein beträchtliches Kapital übrigbliebe, mit dem sich die steigenden Betriebsausgaben begleichen ließen. Für den auf 558.000 Mark taxierten Bauplatz des Bürgerhospitals an der Nibelungenallee sollte die Stiftung zudem 43 Jahre lang eine Jahresrente von 5.580 Mark an die Stadt zahlen (vgl. auch S. 95).

Um die Finanzierungskonditionen der Dr. Senckenbergischen Stiftung zu verbessern, regte Oberbürgermeister Franz Adickes erneut an, die Jügel-Stiftung an dem Vorhaben zu beteiligen. Im Unterschied zu seinem ersten Vorschlag wollte er die Abmachung zum Bau des Jügelhauses nicht mehr allein der Jügel-Stiftung und der Dr. Senckenbergischen Stiftung überlassen; die Jügel-Stiftung sollte nun offiziell in das Gesamtprojekt eingebunden werden. Sogleich begannen Verhandlungen bezüglich eines Grundstücks für den Bau des Jügelhauses. Die Administration überließ der Jügel-Stiftung einen rund 1.500 m^2 großen Teil ihres Geländes an der Viktoriaallee, dafür verpflichtete sich die Jügel-Stiftung, dreiundfünfzig Jahre lang eine Kaufpreisrente von 5.580 Mark an die Dr. Senckenbergische Stiftung zu zahlen. Die nun um zehn Jahre längere Laufzeit gegenüber Adickes' erstem Vorschlag glich den höheren Wert des überlassenen Geländes aus. Zudem entsprach diese Kaufpreisrente genau dem Betrag, den die Dr. Senckenbergische Stiftung selbst ab dem 1. April 1904 für das Grundstück des Bürgerhospitals an der Nibelungenallee aufbringen musste. Damit waren diese Kosten für die Stiftung ausgeglichen. Die längere Laufzeit brachte ihr langfristig zusätzliche Einnahmen ein. Als weitere Leistung zur Kaufpreisrente sollte die Jügel-Stiftung außerdem geeignete Räume für botanische Vorlesungen und Versammlungen des Ärztlichen Vereins bereitstellen. Der Magistrat der Stadt bezifferte den Verkaufswert des gesamten Stiftungsgeländes letztendlich auf 5,079 Millionen Mark. Hinzu kamen Freilegungskosten von 677.000 Mark und ein von der Stadt zu tragender Subventionsbedarf von 1,25 bis 1,5 Millionen Mark. Trotz dieser enormen Kosten sah die Stadtverordnetenversammlung, dass die geplanten Einrichtungen „den wissenschaftlichen Ruf unserer Stadt befestigen und den allgemeinen Bildungsstand der Bevölkerung heben“[82], und genehmigte das Vorhaben am 31. März 1903.

Nach weiteren Verhandlungen wurde das Vorhaben am 18. August 1903, dem 140. Jahrestag der Gründung der Dr. Senckenbergischen Stiftung, besiegelt: In einer Feierstunde unterzeichneten Moritz Schmidt-Metzler und sein Schwager, der Stadtrat Albert von Metzler, als Vorsitzender und stellvertretender Vorsitzender der Administration gemeinsam mit August Knoblauch, Franz Adickes und weiteren Vertretern der Stadt das Vertragswerk über den Verkauf des Stiftungsgeländes am Eschenheimer Turm an die Stadt und die Überlassung neuer Gelände an der Nibelungen- und Viktoriaallee.[83] Danach hielt Moritz Schmidt-Metzler eine Ansprache. Er betonte darin die Bedeutung des Tages für die Dr. Senckenbergische Stiftung und die an dem Vorhaben beteiligten Wissenschaftseinrichtungen. Anschließend trug er die Geschichte der Dr. Senckenbergischen Stiftung vor und erläuterte Details des Vertrages. Oberbürgermeister Adickes dankte er für die gute Zusammenarbeit zwischen Stadt und Stiftung und das Zustandekommen des Vertrages. Dem alten Stiftungsgelände am Eschenheimer Turm widmete Schmidt-Metzler Abschiedsworte und sah dem für 1907 vereinbarten Umzug mit Wehmut entgegen: „Wir verlassen die alten durch schöne Erinnerungen geheiligten Räume schmerzlich bewegt, aber doch in dem Gefühle, das Richtige getan zu haben. Der Geist unseres Stifters, der bisher über seiner Stiftung in diesen alten Räumen segnend gewaltet hat, wird uns, wie seine Gebeine in die neuen Anlagen begleiten und sich daran erfreuen, zu welcher Grösse sich sein Werk entwickeln wird. Wenn wir uns die Zukunft vergegenwärtigen, so sehen wir einen die Stadt von Norden nach Westen und Süden umschließenden Kranz von Instituten sich erheben, leuchtende Edelsteine in der Bürgerkrone Frankfurts."[84]

Die Administration der Dr. Senckenbergischen Stiftung schloss am selben Tage auch ein Abkommen mit der Administration der Jügel-Stiftung, das Moritz Schmidt-Metzler im Namen der Administration der Dr. Senckenbergischen

Stiftung unterzeichnete. Dieses Abkommen ermöglichte es der Jügel-Stiftung, auf dem Gelände an der Viktoriaallee ein Hörsaalgebäude, das Jügelhaus, zu errichten, das für die Akademie für Sozial- und Handelswissenschaften bestimmt war. Die Akademie für Sozial- und Handelswissenschaften war 1901 auf Betreiben des Unternehmers Wilhelm Merton gegründet worden. Merton gehörte zu den treibenden Kräften bei der Universitätsgründung. Ursprünglich war die Akademie als Handelshochschule gedacht, um Kaufleuten, Ingenieuren und höheren Verwaltungsbeamten eine an der Praxis orientierte Wissenschaftsausbildung anzubieten. Schon bald kamen jedoch auch Lehrstühle für weitere Fächer wie Geschichte, Philosophie und Germanistik hinzu; so wurde die Akademie für Sozial- und Handelswissenschaften zu einer Vorläuferinstitution der späteren Frankfurter Universität.

Neben der Akademie für Sozial- und Handelswissenschaften durfte der Ärztliche Verein den größten Saal des Hörsaalgebäudes an zwei Montagen im Monat für Sitzungen nutzen. Der Senckenbergischen Naturforschenden Gesellschaft überließ die Administration der Dr. Senckenbergischen Stiftung unentgeltlich den Bauplatz an der Viktoriaallee für den Neubau des Senckenberg-Museums und die Verwaltungsräume der Gesellschaft. Darüber hinaus gewährte die Stiftung eine Baubeihilfe von 800.000 Mark. Im Gegenzug musste die Senckenbergische Naturforschende Gesellschaft das alte Museum sofort nach Fertigstellung des Neubaus räumen und das Gelände der Stiftung überlassen. Ähnliche Bedingungen vereinbarte die Administration mit dem Physikalischen Verein: Er erhielt seinen Bauplatz an der Ecke Viktoriaallee und Kettenhofweg unentgeltlich und darüber hinaus eine Baubeihilfe von 150.000 Mark. Beide Neubauten sollten zudem Eigentum der Stiftung werden.

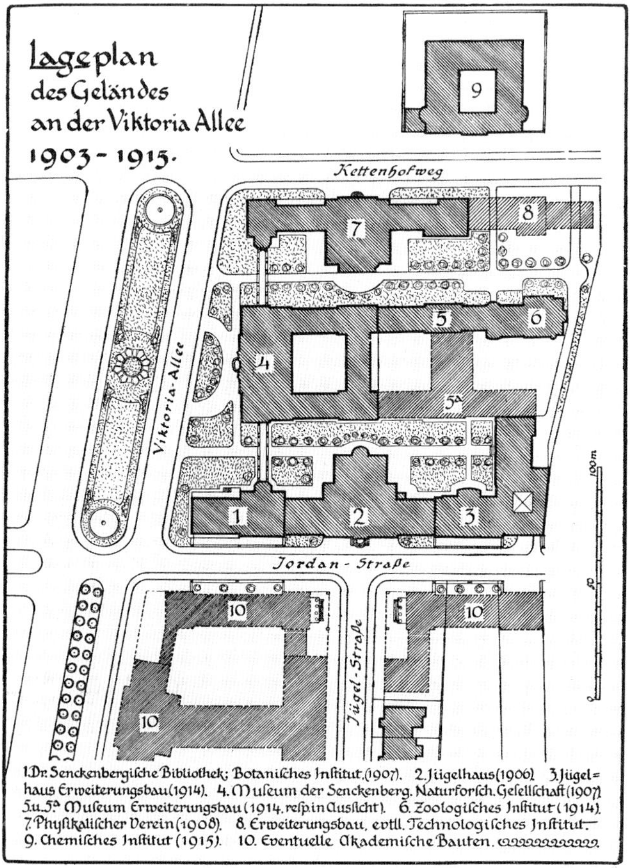

(32) Lageplan des Stiftungsgeländes an der Viktoriaalle, 1903–1915.

XII. Die Bauten nehmen Gestalt an

Die Vertragsunterzeichnung am 18. August 1903 besiegelte das Ende der Dr. Senckenbergischen Stiftung auf dem alten Stiftungsgelände am Eschenheimer Turm. Bereits nach drei Monaten übergab die Stadt den Bauplatz für das neue Bürgerhospital an der Nibelungenallee an die Stiftung. Die Administration hatte schon am 18. März 1903 die Bildung einer Baukommission beschlossen, der auch Schmidt-Metzler als Vorsitzender der Administration angehörte. Diese Kommission überwachte den Verlauf der Bauarbeiten. Der Frankfurter Architekt Franz von Hoven erhielt von der Administration den Auftrag, den Neubau des Bürgerhospitals, das Gebäude des Physikalischen Vereins und die neue Senckenbergische Bibliothek zu entwerfen. Bereits im August 1903 legte er dazu erste Skizzen vor. Das neue Senckenberg-Museum und das Jügelhaus konzipierte der ebenfalls aus Frankfurt stammende Architekt Ludwig Neher. Die Gesamtfläche des Geländes an der Viktoriaallee betrug 17.000 m^2. Den größten Teil mit insgesamt 8.366 m^2 erhielt die Sen-

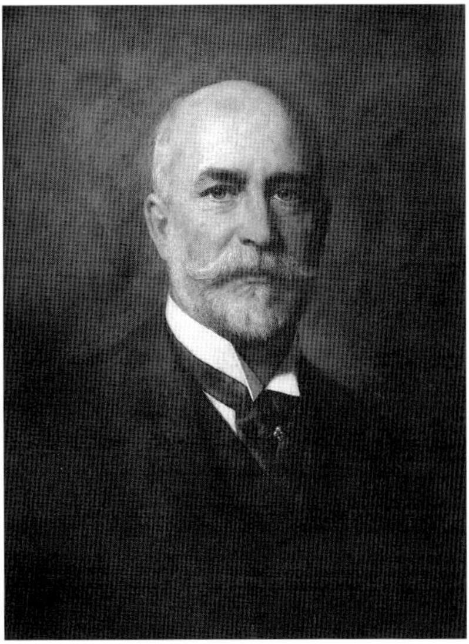

(33) Ludwig Neher, Architekt des Jügelhauses und des Neubaus des Senckenberg-Museums an der Viktoriaallee. Norbert Schrödl, o. J.

ckenbergische Naturforschende Gesellschaft für den Bau des Senckenberg-Museums, dem sich ein Verwaltungsgebäude mit Hörsälen, einem Festsaal und Arbeitszimmern anschloss. Das 3.897 m^2 große, sich links an das Museum anschließende Gelände an der Ecke Viktoriaallee und Kettenhofweg wurde dem Physikalischen Verein zugeteilt. Darauf entstand ein schlichter Bau, an den eine Sternwarte angegliedert wurde. Neben dem Museum an der Ecke Jordanstraße und Viktoriaallee standen der Dr. Senckenbergischen Stiftung 1.845 m^2 für den Bau des Bibliotheksgebäudes mit einem Hörsaal über zwei Stockwerke zur Verfügung. Das 2.842 m^2 große Gelände an der Jordanstraße neben der Bibliothek erwarb die Jügel-Stiftung, um darauf das Hörsaalgebäude für die Akademie für Sozial- und Handelswissenschaften zu errichten.

Das Jügelhaus

Von 1903 bis 1906 war die Administration der Dr. Senckenbergischen Stiftung vollauf beschäftigt mit den Arbeiten an den

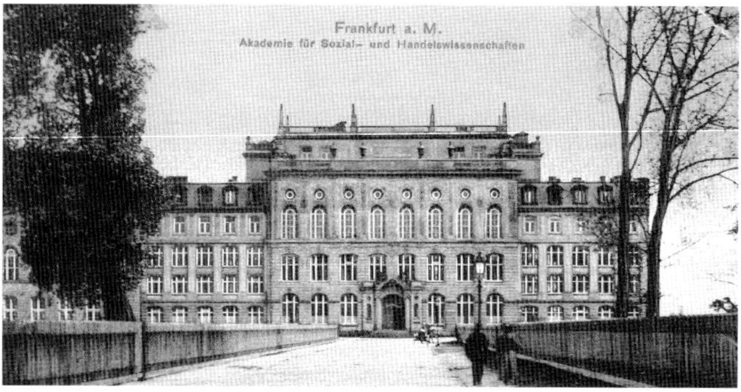

(34) Das Jügelhaus, in dem die Akademie für Sozial- und Handelswissenschaften ab 1906 ihren Sitz hatte.

Neubauten für Frankfurts neue und alte Wissenschaftsinstitute und mit der Vorbereitung aller Umzüge. Die Rohbauten wurden 1906 fertiggestellt, nach und nach erfolgten die Einweihung der Gebäude und die Umzüge. Als erstes weihte der Oberbürgermeister im Rahmen einer akademischen Feier am 21. Oktober 1906, dem fünften Jahrestag der Akademie für Sozial- und Handelswissenschaften, das neue Jügelhaus ein, das bis zum Frühjahr 2014 Teil des Hauptgebäudes der Frankfurter Goethe-Universität war und heute zur Senckenberg Gesellschaft für Naturforschung gehört. Neben den Lehrstühlen für Geschichte, Philosophie, deutsche Sprache und Literatur bot es ausreichend Platz für die noch junge Akademie für Sozial- und Handelswissenschaften, die bis dahin provisorisch in einem Gebäude in der Börsenstraße untergebracht war.[85] Moritz Schmidt-Metzler überbrachte bei der Einweihungsfeier im Namen aller Wissenschaftsvereine Frankfurts deren Glückwünsche. In seiner Rede betonte er zwar die Bedeutung Frankfurts als Handelsplatz seit der Römerzeit, hob aber auch das bereits seit dem Mittelalter ausgeprägte Interesse der Bürger an den Wissenschaften hervor. Ganz besonders wies er auf die Rolle der Wissenschaftsinstitute und -vereine hin, die einen wichtigen Beitrag zur Blüte der Naturwissenschaften in der Stadt geleistet und damit das Erbe Senckenbergs weitergeführt hätten. Abschließend dankte er der Jügel-Stiftung für die gute Zusammenarbeit und stellte die enge Beziehung der Dr. Senckenbergischen Stiftung zur Jügel-Stiftung heraus.[86]

Die Senckenbergische Bibliothek

Am 200. Geburtstag Senckenbergs, dem 28. Februar 1907, wurde die Senckenbergische Bibliothek feierlich eingeweiht.

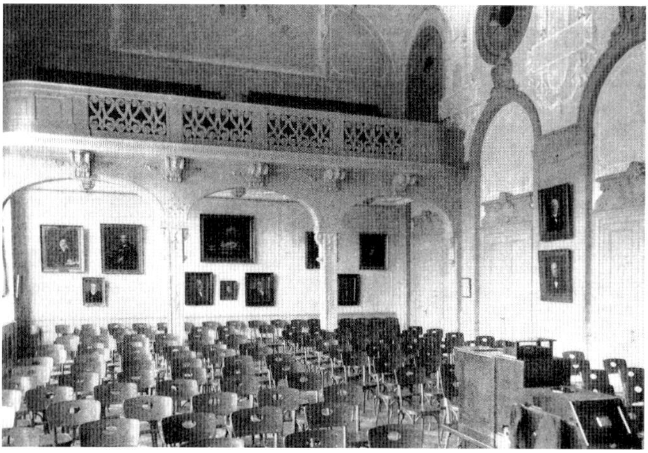

(35) Blick in den Hörsaal der Senckenbergischen Bibliothek; an den Wänden einige Porträts der Sammlung der Dr. Senckenbergischen Stiftung, 1907.

Neben Moritz Schmidt-Metzler gehörte August Knoblauch, der Vorsitzende der Senckenbergischen Naturforschenden Gesellschaft, der für die Bibliothek zuständigen Baukommission an. Ende 1904 lagen der Administration die Pläne für den Bau und ein Kostenvoranschlag über 420.000 Mark vor. Der gesamte Bau war im Vorgriff auf eine spätere Erweiterung größer konzipiert worden als zum Planungszeitpunkt benötigt, weil die Auftraggeber davon ausgingen, dass die Sammlung rasch weiterwachsen würde. Die Administration schlug vor, die vorläufig noch nicht für die Bibliothek benötigten oberen Stockwerke zu vermieten, um einen Teil der Baukosten zu decken, und bot sie der Stadt für Museen an. Der Magistrat nahm das Angebot 1905 an und mietete die Räume für das Völkermuseum. Im gleichen Jahr beschloss die Administration auch die Ausführung des Baus, der nach nicht einmal zwei Jahren Bauzeit eingeweiht wurde. Zu diesem Anlass hielt Schmidt-Metzler sowohl die Festrede als auch die Schlussworte. Er würdigte die Verdienste Senckenbergs um die Stadt, die Stiftung und die Förderung der Wissenschaft. Bereits vor Beginn der eigentlichen Feier hatte die Administration der Dr. Senckenbergischen Stiftung im kleinen Kreis eine Gedächtnisfeier am Grab des Stifters abgehalten. In seiner Rede betonte Schmidt-Metzler, dass die Senckenbergische Bibliothek mit ihrer bedeutenden naturwissenschaftlich-medizinischen Sammlung der Allgemeinheit offenstünde, um die Wissenschaft in der Stadt weiter zu fördern. Weitere Ansprachen hielten unter anderem Oberbürgermeister Franz Adickes, der erste Vorsitzende des Physikalischen Vereins, Eugen Hartmann (1853–1915), und August Knoblauch. Anlässlich der Einweihung wurden insgesamt 46 Gemälde in Öl, Aquarell und Pastell bedeutender Wissenschaftler, Ärzte, Gönner und Persönlichkeiten Frankfurts der Administration der Dr. Senckenbergischen Stiftung geschenkt, die in den Sälen der neuen Bibliothek aufgehängt wurden. Dazu gehörten Gemälde von Peter Dettweiler, dem Leiter der Lungenheilanstalt in Falkenstein, und von Heinrich Hoffmann. Schmidt-Metzler stiftete darüber hinaus ein Porträt seines Vaters Adolf Schmidt-Heyder, dem Mitgründer der Armenklinik und des Mikroskopischen Vereins. Der Öffentlichkeit zugänglich war die Bibliothek ab dem 12. August 1907; schon kurze Zeit später hielt auch der Ärztliche Verein seine Versammlungen in den Räumen der Bibliothek ab.

Das neue Bürgerhospital

Der Neubau des Bürgerhospitals und eines Pfründnerhauses – eines Altersversorgungshauses – an der Nibelungenallee lag Moritz Schmidt-Metzler besonders am Herzen. Als Vorsitzen-

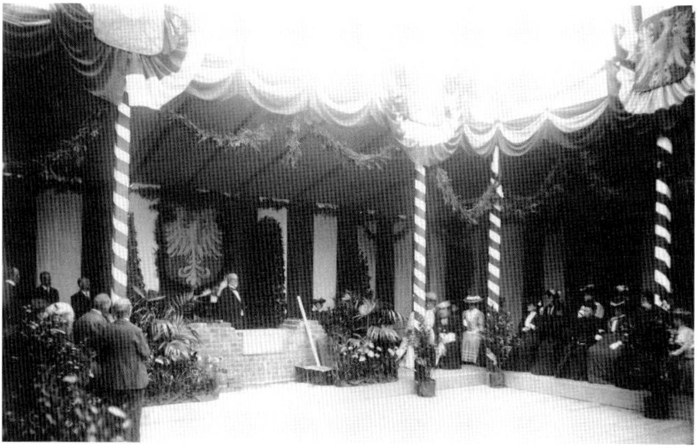

(36) Moritz Schmidt-Metzler führt den ersten symbolischen Hammerschlag bei der Grundsteinlegung für das neue Bürgerhospital an der Nibelungenallee aus, 18. August 1905.

der der Baukommission war er federführend am gesamten Projekt beteiligt. Die Baupläne Franz von Hovens wurden 1904 genehmigt, mit dem Bau wurde im Frühjahr 1905 begonnen. Die Kosten wurden mit 1,29 Millionen Mark beziffert. Zur Grundsteinlegung von Bürgerhospital und Pfründnerhaus am 18. August 1905, dem zweiten Jahrestag des Vertragsabschlusses und dem 142. Jahrestag der Stiftungsgründung, gab es eine große Feier, für die der gesamte Bauplatz festlich geschmückt wurde. Schmidt-Metzler hielt eine Ansprache, in der er die Bedeutung der Stiftung Senckenbergs für die Stadt und die gesamte Wissenschaft unterstrich und auch den Beitrag der Frankfurter Bürger hervorhob. Ebenso dankte er allen, die an den Vorarbeiten beteiligt gewesen waren und das gesamte Projekt überhaupt erst ermöglicht hatten. Namentlich nannte er den Architekten von Hoven und Oberbürgermeister Adickes, der wegen einer Kur an der Feier nicht teilnehmen konnte. Anschließend wurde eine Urkunde verlesen und in

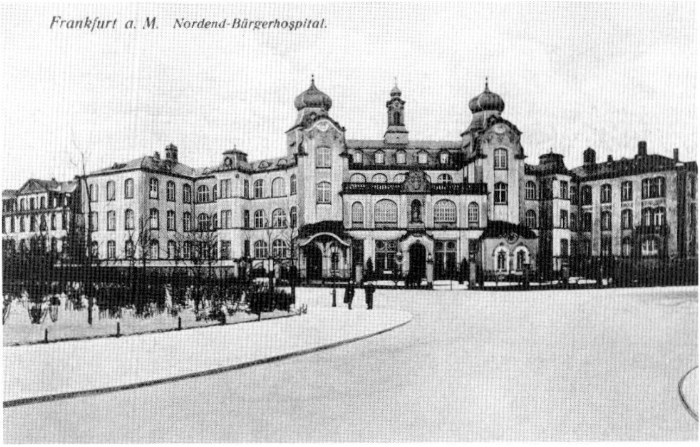

(37) Das neue Bürgerhospital an der Nibelungenallee, 1915.

den Grundstein eingemauert. Schmidt-Metzler trat an den Grundstein und sprach die Worte: „Der Vaterstadt zur Ehre, der Wissenschaft zur Förderung, den Kranken und Pfründnern zum Segen.“[87] Bei den symbolischen Hammerschlägen am Ende der Zeremonie hatte Schmidt-Metzler dann die Ehre, den ersten Schlag auszuführen. Sein Schwager, der Stadtrat Albert von Metzler, übernahm den fünften Schlag.

Auf den Tag genau zwei Jahre später war der Neubau des Bürgerhospitals fertiggestellt und wurde festlich eingeweiht. Große Teile der Fassade des alten Bürgerhospitals und das Uhrtürmchen waren am neuen Standort wieder aufgebaut worden. Auch die sterblichen Überreste Senckenbergs wurden bereits am 15. August 1907 an die Nibelungenallee überführt und in einer feierlichen Andacht in der neuen Kapelle beigesetzt. Alle Frankfurter Tageszeitungen berichteten ausführlich über den Ablauf der Feier und die große Gästezahl. Zu Beginn überreichte der Architekt Franz von Hoven den Schlüssel des Hospitals an Moritz Schmidt-Metzler als Vorsitzendem der Administration der Dr. Senckenbergischen Stiftung. Dieser öffnete sogleich das große Tor mit folgenden Worten aus der Bibel: „Dies ist der Tag, den der Herr gemacht hat." (Psalm 118,24) Danach gedachte er in einer Ansprache dem Stifter und all denen, die sich um das neue Bürgerhospital verdient gemacht hatten. Darauf folgte ein Rundgang durch das Haus und den Hospitalgarten. In Letzterem wurde gemäß eines Beschlusses der Administration nach dem Festakt zu Ehren Schmidt-Metzlers in Anerkennung seiner Verdienste und um seinen Namen für alle Zeiten mit der Stiftung zu verknüpfen, eine Eiche gepflanzt – die „Moritz Schmidt-Eiche". Ernst Roediger, Mitglied der Administration, hielt dazu eine kurze Rede. Schon im Juli 1907 waren Bürgerhospital und Pfründnerhaus in Betrieb genommen worden. Das Hospital war nach den neuesten Anforderungen und modernsten Erkenntnissen erbaut. Franz von Hoven war deswegen mit den ursprünglich kalkulierten Kosten von 1,29 Millionen Mark nicht ausgekommen. Er präsentierte der Administration schließlich eine Endsumme von fast 1,82 Millionen Mark. Die Mehrkosten musste die Administration ohne Unterstützung tragen.[88]

Die Senckenbergische Anatomie

Im Jahr 1905 unterzeichneten die Administration der Dr. Senckenbergischen Stiftung und die Stadtverwaltung den Vertrag über die Verlegung der Senckenbergischen Anatomie auf das Gelände des städtischen Krankenhauses an der Gartenstraße in Sachsenhausen. Darin wurde festgehalten, dass die Stadt der Stiftung ein 8.769 m^2 großes Grundstück für den Bau eines pathologisch-anatomischen Instituts überlässt und ihr für dieses Grundstück ein zeitlich nicht beschränktes Erbrecht zugesteht. Das Gebäude sollte den Namen „Dr. Senckenbergische Anatomie“ tragen und Eigentum der Stiftung sein. Die Baukosten von 140.000 Mark sollte die Stiftung ebenso tragen wie die Kosten für Betrieb, Unterhalt und Personal. Im Herbst 1907 wurde das Gebäude fertiggestellt, und das anatomische Institut nahm am 3. Oktober 1907 dort seine Arbeit auf. Zusätzlich untergebracht wurde im Obergeschoss ein neurologisches Institut unter der Leitung des Hirnforschers Ludwig Edinger. Edinger war ein enger Freund des Anatomen Karl Weigert und lange Jahre bei ihm im Institut am Eschenheimer Turm tätig. Damit legte er den Grundstein für die Einrichtung eines neurologischen Instituts. Die wissenschaftlichen Leistungen Edingers und Weigerts fanden allgemeine Anerkennung, so dass auf Veranlassung Schmidt-Metzlers beide am 18. August 1903, dem Tag der Vertragsunterzeichnung, den Doktortitel verliehen bekamen. Das neurologische Institut arbeitete unter dem Namen „Senckenbergisches neurologisches Institut“, bis 1908 klargestellt wurde, dass es niemals Absicht der Administration gewesen sei, ein selbstständiges neurologisches Institut zu etablieren. Daraufhin wurde die Verbindung gelöst. Edinger gehörte 1912 zu den Mitunterzeichnern des Stiftungsvertrages der Universität und arbeitete anschließend als erster Professor für Neurologie in Deutschland an der neugegründeten Universität.

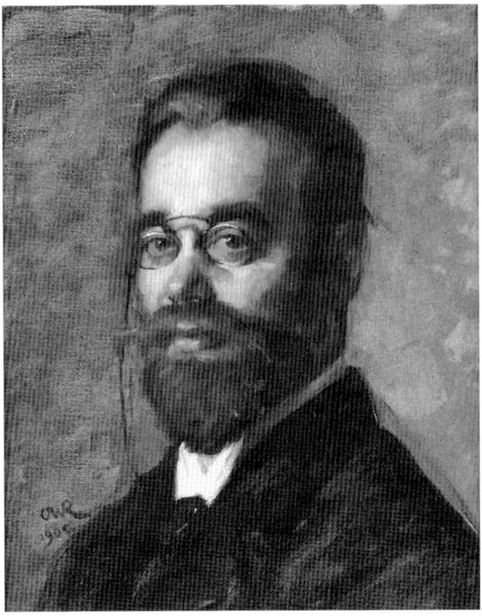

(38) Der Nervenarzt und Hirnforscher Ludwig Edinger gehörte 1912 zu den Unterzeichnern des Stiftungsvertrages der Universität. (Ottilie Roederstein, 1905.)

Der Neubau des Senckenberg-Museums

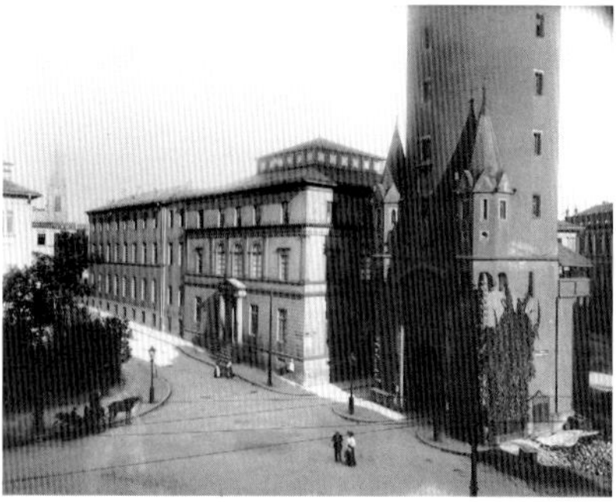

(39) Das alte Senckenbergmuseum am Eschenheimer Turm kurz vor dem Umzug an die Viktoriaallee, 1906.

Das größte und aufwändigste Einzelbauprojekt war der Neubau des Senckenberg-Museums an der Viktoriaallee. Aus Senckenbergs eigener naturwissenschaftlicher Sammlung war 1821 ein „Naturalienkabinett" auf dem Stiftungsgelände am Eschenheimer Turm entstanden, dessen Sammlung im Laufe des 19. Jahrhunderts stetig wuchs. Schon Ende des 19. Jahrhunderts hatte die Senckenbergische Naturforschende Gesellschaft deswegen zuerst an einen Erweiterungsbau gedacht, später an einen kompletten Neubau auf dem Stiftungsgelände am Eschenheimer Turm. Da Moritz Schmidt-Metzler um die Raumnöte des Museums wusste, unterstützte er das Vorhaben als Vorsitzender der Dr. Senckenbergischen Stiftung von Anbeginn an. Im Mai 1899 forderte die Senckenbergische Naturforschende Gesellschaft sechs Architekten in Frankfurt auf, Pläne für ein neues naturwissenschaftliches Museum einzureichen. Am 28. April 1900 fiel die Wahl auf den Entwurf Ludwig Nehers. Um den Neubau zu finanzieren, hatte die Senckenbergische Naturforschende Gesellschaft noch im Jahre 1899 Mitglieder, Gönner und Freunde zu einer Sammlung für einen Baufonds aufgerufen. Dieser Appell erbrachte insgesamt 300.000 Mark – und damit über die Hälfte der für den Bau insgesamt einkalkulierten 500.000 Mark. Das Gelände für den Bau wollte die Dr. Senckenbergische Stiftung unentgeltlich zur Verfügung stellen. Moritz Schmidt-Metzler unterzeichnete den Sammlungsaufruf und spendete selbst 5.000 Mark. Auch Wilhelm Peter Metzler (1818–1904) und Carl von Metzler, Onkel und Bruder Mathilde Schmidt-Metzlers, steuerten jeweils 1.000 Mark bei. Je weiter die Planungen voranschritten, umso deutlicher wurde, dass das Bauvorhaben auf dem alten Gelände am Eschenheimer Turm nicht zu verwirklichen war. Auf Anregung von Oberbürgermeister Franz Adickes wurde das Museum auf das Gelände an der Viktoriaallee verlegt. Die ordentliche Generalversammlung der Senckenbergischen Naturforschenden Gesellschaft stimmte diesem Vorschlag am 21. Februar 1903 zu. Das gespendete Geld wurde für den Neubau des Museums an der Viktoriaallee verwendet.

Schon ein knappes Jahr später fand die Grundsteinlegung für den Neubau des Senckenberg-Museums statt. Kaiser Wilhelm II. und Kaiserin Auguste Viktoria bestimmten als Protektoren der Senckenbergischen Naturforschenden Gesellschaft den 14. Mai 1904 als Termin für die Grundstein-

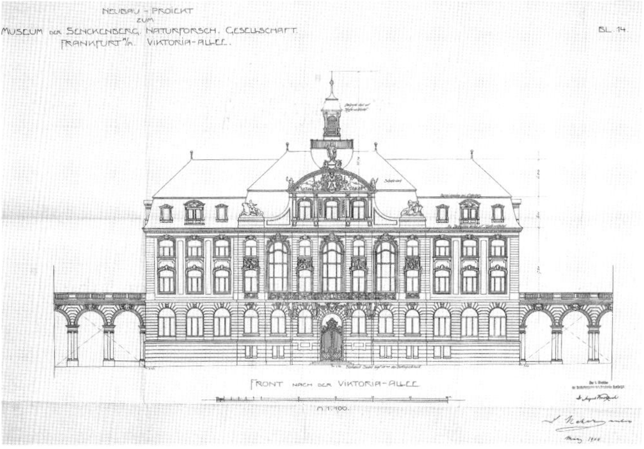

(40) Bauskizze Ludwig Nehers für das neue Museum an der Viktoriaallee.

legung. Beide konnten selbst jedoch nicht anwesend sein und schickten als Vertreter den Generalinspekteur der 3. Armee-Inspektion in Hannover, Oskar von Lindequist (1838–1915). Fast 500 Gäste aus Politik, Wissenschaft und Verwaltung nahmen an der Feier teil, darunter Oberbürgermeister Franz Adickes und Bürgermeister Adolf Varrentrapp (1844–1916) sowie zahlreiche Abgesandte der Universitäten in München, Marburg und Heidelberg sowie der Technischen Hochschule in Darmstadt. Moritz Schmidt-Metzler war als Vorsitzender der Administration der Dr. Senckenbergischen Stiftung und als außerordentliches Ehrenmitglied der Senckenbergischen Naturforschenden Gesellschaft einer der Ehrengäste der Veranstaltung. Er beteiligte sich an der Einmauerung des Grundsteins und gehörte zu den Unterzeichnern der im Grundstein eingelassenen Urkunde. Zu den Hammerschlägen sprach er die Worte: „Dank unserer Allerhöchsten Protektorin, Ruhm der geliebten Vaterstadt Frankfurt, Ehre dem Andenken Senckenbergs!“[89] Der Grundsteinlegung folgte ein feierliches Festmahl für 140 Ehrengäste im Palmengarten, an dem neben Moritz und Mathilde Schmidt-Metzler mit dem Stadtrat Albert von Metzler, seinem Sohn Moritz von Metzler und Hugo von Metzler noch weitere Mitglieder der Familie von Metzler teilnahmen. Im Namen der Stiftung und des Physikalischen, Ärztlichen und Geographischen Vereins brachte Schmidt-Metzler einen Toast aus und bezeichnete das neue Museum als „einen integrierenden Bestandteil der im Entstehen begriffenen akademischen Unterrichtsanstalten in Frankfurt“.[90]

Als Vorsitzender der Administration der Dr. Senckenbergischen Stiftung war Schmidt-Metzler an den weiteren Bauarbeiten und Projektschritten intensiv beteiligt. So nahm er mehrfach an Verwaltungssitzungen der Senckenbergischen Naturforschenden Gesellschaft zum Thema Museumsneu-

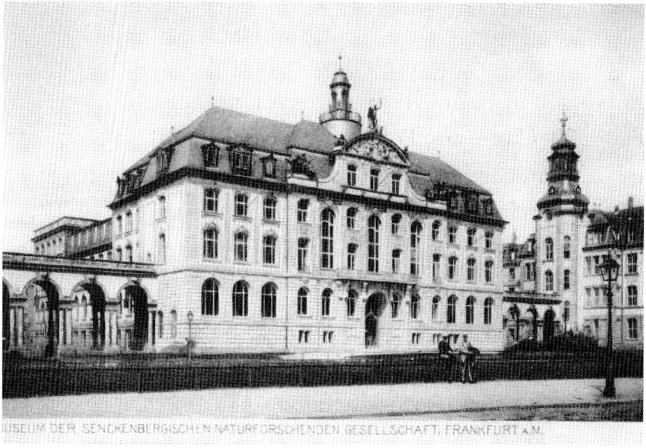

(41) Das neue Senckenberg-Museum an der Viktoriaallee, 1908.

bau teil, und seine Meinung war unter anderem gefragt bei der Auswahl der Probenschränke für die Senckenbergischen Sammlungen. Als der preußische Kultusminister Heinrich Konrad von Studt (1838–1921) den Museumsneubau am 15. Juni 1907 vorab besichtigte, begleiteten ihn auch Moritz Schmidt-Metzler und Stadtrat Albert von Metzler.

Als Höhepunkt der Neugestaltung der Dr. Senckenbergischen Stiftungsinstitute wurde am 13. Oktober 1907 „einer der modernsten Museumsbauten seiner Zeit“[91] an der Viktoriaallee feierlich eröffnet, das „Vorbild für alle neu zu errichtenden naturhistorischen Museen“.[92] Davon hatte sich bereits am 14. Mai 1907 Kaiserin Auguste Viktoria überzeugt, als sie den Neubau des Museums besichtigte. Wie im Vertrag mit der Stadt Frankfurt vom 18. August 1903 vereinbart, kostete der Bau insgesamt 1,2 Millionen Mark. Zwei Drittel davon brachte die Dr. Senckenbergische Stiftung auf, der Rest war durch die Sammlung im Kreise der Mitglieder, Freunde und Gönner im Jahr 1899 zusammengekommen. Mehr als 1.000 Gäste fanden sich im

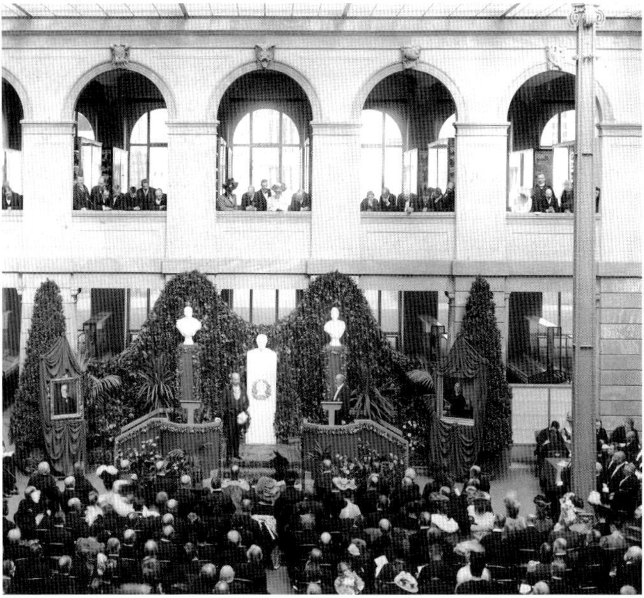

(42) Blick in den Lichthof des neuen Senckenberg-Museums während der Eröffnungsfeier am 13. Oktober 1907. Links neben dem Rednerpult ist das Ölgemälde Moritz Schmidt-Metzlers zu sehen, rechts das von Johann Christian Senckenberg.

Lichthof des Museums ein, in dem das Skelett des Diplodocus stand – ein Dinosaurier mit sehr langem Hals und Schwanz. Der gesamte Lichthof blieb ungeschmückt, um die Architektur des Gebäudes voll zur Geltung kommen zu lassen. Lediglich neben dem Rednerpult waren auf hohen Staffeleien Ölgemälde Johann Christian Senckenbergs und Moritz Schmidt-Metzlers aufgestellt worden. Schmidt-Metzler war es auch, der als erster Gast in Begleitung des neuen preußischen Kultusministers Ludwig Holle (1855–1909), als Vertreter des Kaisers, am Morgen der Feier das Museum betrat. Welches Ansehen Schmidt-Metzler besaß, zeigt auch, dass der Kultusminister während seines Aufenthaltes in Frankfurt bei den Schmidt-Metzlers in der Villa Metzler am Schaumainkai wohnte. Wie bei den vorherigen Eröffnungs- und Einweihungsfeiern auch hielt Schmidt-Metzler im Namen der Stiftungsadministration und der Wissenschaftsvereine Frankfurts und der Nachbarstädte sowie der übrigen hiesigen Körperschaften und Institute[93] eine Ansprache. Er überbrachte der Senckenbergischen Naturforschenden Gesellschaft Glückwünsche zu ihrem prachtvollen Neubau und lobte die wissenschaftliche Arbeit der Gesellschaft. Dabei hob er die Bedeutung des neuen Senckenberg-Museums für die Wissenschaft hervor und dankte den Frankfurter Bürgern für ihre Unterstützung der Senckenbergischen Naturforschenden Gesellschaft seit Anfang an. Als „Hausgeschenk" zum Einzug überreichte er im Namen der Administration das Ölgemälde Senckenbergs – genauer gesagt, eine Kopie des im Besitz der Dr. Senckenbergischen Stiftung befindlichen Originals von Anton Wilhelm Tischbein (1730–1804) aus dem Jahr 1771. Zum Abschluss hob Schmidt-Metzler den „Opfersinn der Bürgerschaft als eine stete Quelle für die wissenschaftlichen Institute Frankfurts" hervor und rief zu weiteren Spenden auf, denn „je weiter die Wissenschaft fortschreitet, desto mehr kostet sie."[94]

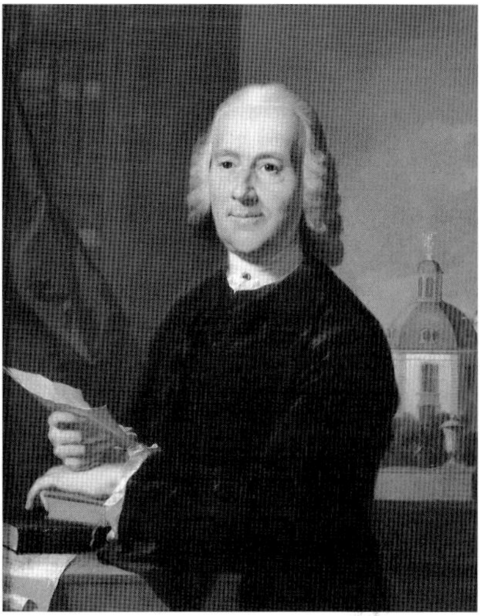

(43) Porträt Johann Christian Senckenbergs in der Porträtsammlung der Dr. Senckenbergischen Stiftung. Anton Wilhelm Tischbein, 1771.

Nach zahlreichen weiteren Beiträgen sprach August Knoblauch, der Erste Direktor der Senckenbergischen Naturforschenden Gesellschaft, das Schlusswort und lud zu einem anschließenden Rundgang durch das Museum ein. Er dankte der gesamten Administration für deren Leistung und Erfolge und die unermüdliche Unterstützung der Senckenbergischen Naturforschenden Gesellschaft. Dabei stellte er besonders das Wirken und den Einsatz Moritz Schmidt-Metzlers heraus: Er habe sich schon in jungen Jahren an der wissenschaftlichen Erforschung der Coleopteren-Fauna (Käfer) beteiligt und sei seitdem Freund der Natur und der Senckenbergischen Naturforschenden Gesellschaft geblieben. Als begeisterter Jäger habe er zudem seine große Sammlung von Geweihen einheimischen Rotwilds der Senckenbergischen Naturforschenden Gesellschaft vermacht, die im Museum ausgestellt werden sollte. Er sei es auch gewesen, der „mit bewundernswerter Energie an der Verwirklichung der großen Pläne gearbeitet [hat], die es uns ermöglicht hat, in diesem schönsten Stadtteil Frankfurts unser Museum zu bauen."[95] Schon 1904 war Schmidt-Metzler deswegen die außerordentliche Ehrenmitgliedschaft verliehen worden, die höchste Auszeichnung der Senckenbergischen Naturforschenden Gesellschaft. Um Schmidt-Metzler dennoch erneut besondere Ehren zuteil werden zu lassen, hatte die Senckenbergische Naturforschende Gesellschaft ein Ölbild mit seinem Konterfei des bekannten Porträtmalers Heinrich von Angeli (1840–1925) aus dem Jahr 1901 kopieren lassen, das sich bis heute im Besitz der Dr. Senckenbergischen Stiftung befindet. Als Ausdruck höchster Anerkennung sollte es künftig im Sitzungszimmer der Verwaltung der Senckenbergischen Naturforschenden Gesellschaft aufgehängt werden, wo es bis heute ebenso zu sehen ist wie das Gemälde Friedrich Metzlers, dem Mitgründer der Senckenbergischen Naturforschenden Gesellschaft. Auch Stadtrat Albert von Metzler wurde im Rahmen der Einweihungsfeier des neuen Museumsgebäudes große Ehre zuteil: Die Senckenbergische Naturforschende Gesellschaft ernannte ihn für seine Verdienste um die Gesellschaft ebenfalls zum außerordentlichen Ehrenmitglied. Sein Bruder Carl von Metzler nahm die Museumseröffnung zum Anlass, um für 1.000 Mark die ewige Mitgliedschaft der Senckenbergischen Naturforschenden Gesellschaft zu erwerben.

Wie schon bei der Grundsteinlegung folgte auf die offizielle Feier ein Festmahl mit den Ehrengästen, an dem Moritz Schmidt-Metzler und Stadtrat Albert von Metzler teilnahmen. Zahlreiche Trinksprüche wurden ausgebracht, unter anderem auf Adickes, der bei der Eröffnungsfeier wegen einer Erholungsreise in Italien fehlte. Der Stadtrat regte deswegen an, Adickes ein Telegramm zu schicken, um ihm von der Einweihung des Museums zu berichten. Für Schmidt-Metzler war es die letzte offizielle Feier im Rahmen der Neugestaltung der Dr. Senckenbergischen Stiftung. Er starb unerwartet etwa zwei Monate später und erlebte damit weder mit, wie das Gebäude des Physikalischen Vereins im Januar 1908 eröffnet wurde, noch die weiteren Schritte bis zur Gründung der eigentlichen Universität im Oktober 1914.

Zum Gedenken an das alte Stiftungsgelände am Eschenheimer Turm ließ Stadtrat Albert von Metzler von den Brüdern Hermann (1876–1962) und Robert Treuner (1877–1948) ein 115 x 60 x 22 cm großes Modell „des alten Senckenbergianums“ anfertigen und stiftete es im Jahr 1914 dem Historischen Museum Frankfurt. Heute ist das Modell im Bürgerhospital ausgestellt. Von den Brüdern Treuner stammt auch das berühmte Modell der Frankfurter Altstadt im Historischen Museum.

Der Neubau des Physikalischen Vereins

Der Physikalische Verein hatte wie die Senckenbergische Naturforschende Gesellschaft im Mai 1899 seine Mitglieder, Freunde und Gönner zu Spenden aufgerufen. Dabei kamen 440.000 Mark zusammen; die Dr. Senckenbergische Stiftung stellte darüber hinaus 150.000 Mark für Bauzwecke und den Bauplatz unentgeltlich bereit. Da der Architekt Franz von Hoven aber für den Neubau Gesamtkosten von einer Million Mark veranschlagte, startete der Physikalische Verein im Februar 1904 einen zweiten Spendenaufruf im Kreise seiner Mitglieder, Freunde und Gönner – unterzeichnet von Moritz Schmidt-Metzler und Stadtrat Albert von Metzler als Mitgliedern der Administration der Dr. Senckenbergischen Stiftung. Am 15. März 1906 unterzeichneten Moritz Schmidt-Metzler als Vorsitzender der Administration und Eugen Hartmann als Vorsitzender des Physikalischen Vereins einen Vertrag über

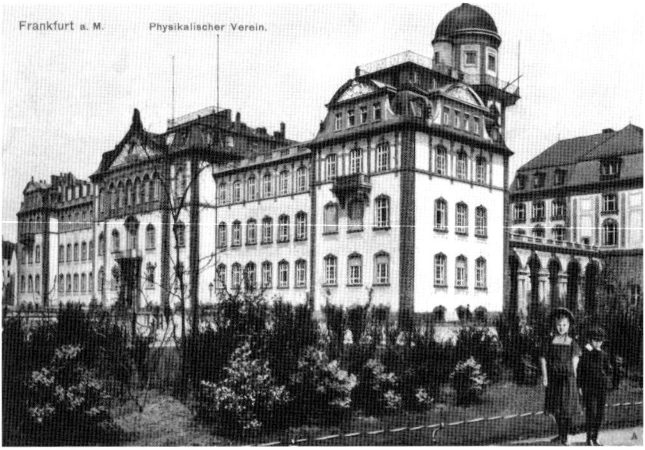

(44) Historische Postkarte des Neubaus des Physikalischen Vereins am Kettenhofweg mit der Sternwarte.

die Nutzung des Bauplatzes an der Viktoriaallee. Als letztes der neuen Institutsgebäude öffnete das Vereinshaus am 11. Januar 1908 seine Pforten. Es war mit modernsten Mitteln ausgestattet, darunter auch eine Telefunkenstation und ein elektrotechnisches Institut.

Ernst Roediger, der die Nachfolge Moritz Schmidt-Metzlers als Vorsitzender der Administration übernommen hatte, hielt die Ansprache bei der Eröffnungsfeier. Er widmete seinem Vorgänger Worte des Gedenkens und übergab als Zeichen, dass der Verstorbene dem Physikalischen Verein immer wohlgesonnen war, zwei Geschenke: ein Porträt des Vereinsgründers Christian Ernst Neeff und wertvolle historische Unterlagen zur Meteorologie. Der Vorsitzende des Physikalischen Vereins, der Mäzen Leo Gans (1843–1935), dankte für die Geschenke und nahm Schmidt-Metzler „honoris causa" in die Liste der ewigen Mitglieder des Vereins auf.[96]

Auf dem Weg zur Universität

Nachdem die Bauarbeiten an der Viktoriaallee abgeschlossen und alle Institute und Vereine in ihre neuen Gebäude eingezogen waren, nahmen die Pläne zur Gründung einer Universität in Frankfurt am Main zunehmend konkretere Formen an. Schon 1909 legte der Magistrat der Stadt dem Preußischen Innenministerium eine Denkschrift über eine Universitätsgründung mit fünf Fakultäten vor. Eine weitere Denkschrift folgte zwei Jahre später. Im Frühjahr 1911 war ein erster Vertragsentwurf über die Gründung einer Universität fertig. Er wurde am 21. März 1911 unterzeichnet von der Stadt Frankfurt am Main, der Dr. Senckenbergischen Stiftung, der Senckenbergischen Naturforschenden Gesellschaft, dem

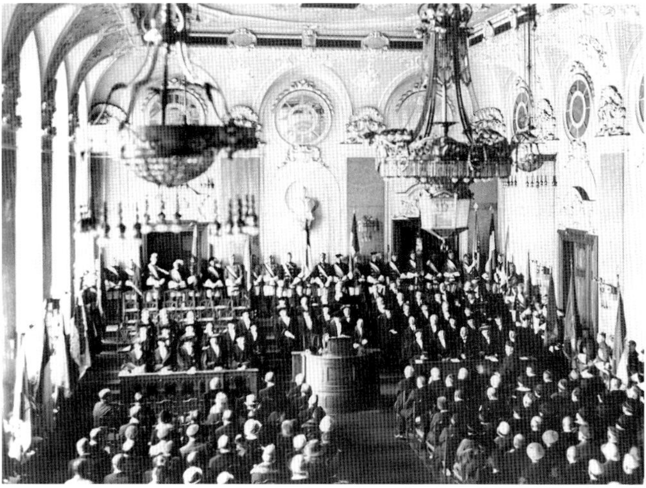

(45) Eröffnungsfeier der Universität am 18. Oktober 1914.

Physikalischen Verein, der Akademie für Sozial- und Handelswissenschaften, dem Institut für Gemeinwohl, der Jügel-Stiftung, der Georg und Franziska Speyer'schen Studienstiftung, dem Theodor Stern'schen Medizinischen Institut und der Zahnklinik Carolinum. Kaiser Wilhelm II. genehmigte am 10. Juni 1914 die Gründung der Frankfurter Stiftungsuniversität, die im Wintersemester 1914/1915 eröffnet werden sollte. Wegen des Ausbruchs des Ersten Weltkriegs wurde die Hochschule mit dem schlichten Namen „Universität Frankfurt am Main" am 18. Oktober 1914 nur in kleinem Kreise eingeweiht. Erst im Jahr 1932 wurde sie in „Johann Wolfgang Goethe-Universität"[97] umbenannt, und seit 1. Juni 2008 tritt sie unter dem bevorzugten Namen „Goethe-Universität Frankfurt am Main" auf.

XIII. Moritz Schmidt-Metzlers Vermächtnis

Anfang Dezember erlitt Moritz Schmidt-Metzler einen Schlaganfall, an dessen Folgen er am 9. Dezember 1907 in seiner Heimatstadt starb. Noch in der Woche vor seinem Tod nahm er nicht nur an einer Jagd teil, sondern auch an einer Feier im Gemeindehaus der Lukasgemeinde anlässlich seines 25-jährigen Jubiläums als Mitglied der Kirchengremien der evangelisch-lutherischen Gemeinden. Und im September 1907 hatte er bei bester Gesundheit in Dresden die zweite Versammlung der Deutschen Laryngologischen Gesellschaft geleitet. Seine Familie, seine Kollegen, die Stadt Frankfurt und die Senckenbergischen Einrichtungen waren zum Zeitpunkt seines Todes schon mit den Vorbereitungen zur Feier seines 70. Geburtstags im März des darauffolgenden Jahres beschäftigt. August Knoblauch hatte bereits am 12. November zu einer vertraulichen Direktoriumssitzung der Senckenbergischen Naturforschenden Gesellschaft geladen, um Einzelheiten für die Geburtstagsfeier zu besprechen.

Schon lange Zeit vor seinem Tod sprach Schmidt-Metzler mit Pfarrer Wilhelm Busch sen. über sein Begräbnis. In seinen Worten spiegelte sich seine Bescheidenheit wider: „Wenn Sie mich zu Grabe geleiten, dann rühmen Sie nichts von mir. Machen Sie nur den Heiland groß, der mich durch mein Leben geführt hat.“[98] Er wählte für seine Grabrede zudem selbst folgende Bibelworte aus: „Haltet mich nicht auf, der Herr hat Gnade zu meiner Reise gegeben.“ (1. Mose 24, 56)

Zu Schmidt-Metzlers Beerdigung am 12. Dezember 1907 kamen sehr viele Familienmitglieder, Kollegen, Mitstreiter, Weggefährten, Vertreter zahlreicher Universitäten, Kirchengemeinschaften, laryngologischer Gesellschaften und von Wissenschaftsvereinen und -einrichtungen. Insgesamt erwies ihm über ein Dutzend Redner die letzte Ehre. Pfarrer Busch sen. leitete die Trauerfeier und hielt eine bewegende Ansprache über das Leben und die Verdienste des Verstorbenen. Für die Administration der Dr. Senckenbergischen Stiftung sprach Ernst Roediger, der Schmidt-Metzlers Engagement für Senckenberg, die Stadt und ihre Bürger hervorhob. Zudem legte er für die Administration der Dr. Senckenbergischen Stiftung einen Kranz an seinem Grab nieder, was die Administration in den folgenden Jahren stets an seinem Todestag wiederholte. Auch der Oberbürgermeister Adickes stiftete einen Kranz mit der Aufschrift „dem echten, treuen und unvergesslichen Sohn dieser Stadt“. Die Nachricht vom Schlaganfall Schmidt-Metzlers war bis zu Kaiser Wilhelm II. und Kaiserin Auguste Viktoria durchgedrungen. Sie erkundigten sich im Verlauf der Krankheit mehrfach nach dem Befinden des Patienten. Zur Beerdigung schickte auch der Kaiser einen Kranz und ließ sich dort von einem seiner Generaladjutanten vertreten. Viele weitere Abgesandte von Institutionen, denen Schmidt-Metzler verbunden oder für die er tätig war, legten ebenfalls Kränze nieder. Sogar ein Mitglied der Burschenschaft Brunsviga, der Schmidt-Metzler während seiner Studienzeit in Göttingen angehörte, fand den Weg nach Frankfurt und brachte zu seinen Ehren ein Blumengebinde in Verbindungsfarben mit. Zum Abschluss der Beerdigung dankte Schmidt-Metzlers Schwager, Stadtrat Albert von Metzler, der großen Trauergemeinde im Namen der Familie für „die ehrenvolle Würdigung des Heimgegangenen“.[99]

In den Wochen nach seinem Tod erschienen zahlreiche Nachrufe auf Moritz Schmidt-Metzler in Tages- und Fachzeitschriften. Sein Freund und ehemaliger Schüler Otto Körner nannte ihn in seinem Nachruf „den zweiten Begründer der Dr. Senckenbergischen Stiftung".[100] Diese betrauerte den Verlust ihres ehemaligen Vorsitzenden in ihrem 74. Jahresbericht. Sie ehrte das Andenken des Verstorbenen und hob seine Verdienste als Mediziner, für die Wissenschaft, für die Stiftung und sein unermüdliches Engagement für Frankfurt am Main und seine Bürger hervor. Die von ihm mitinitiierte Umgestaltung der Stiftungsinstitute bezeichneten die Vertreter der Dr. Senckenbergischen Stiftung als Wendepunkt in der Stiftungsgeschichte. Zudem betonten sie seine vornehme Denkweise und vorzüglichen Charaktereigenschaften, von denen noch an vielen anderen Stellen zu lesen war. Er sei ein „schlichter, demütig frommer Mensch"[101], ein herzlicher Bürger und ein bescheidener, von den Kranken verehrter und von seinen Kollegen geschätzter Konsiliararzt gewesen, der im alltäglichen Miteinander stets darauf bestand, seine zahlreichen Titel und Würden wegzulassen. Nur wenn es galt, Einfluss zur Förderung von Wissenschaft, Kirche oder Gesellschaft geltend zu machen, habe er Titel und Würden zur Schau getragen. Doch sei er manchmal auch zu gutgläubig gewesen, denn „er erkannte es nicht immer, wenn andere sein Ansehen zur Förderung ihrer Sonderzwecke ausnutzten."[102] Äußerlich sei er eine aristokratische Erscheinung, „der Typ eines höheren Beamten gewesen, überaus stattlich und mit immer kerzengerader Körperhaltung, das freundliche bebrillte Gesicht von einem kurzen graumelierten Bart umrahmt, mit leiser Stimme sprechend, sehr ruhig, Fremden erschien er freundlich, aber reserviert."[103]

Selbst über seinen Tod hinaus bedachte Schmidt-Metzler die Wissenschaft. Er vermachte für den Fall seines Todes seine Lunge der Senckenbergischen Anatomie und ordnete an, diese zu sezieren, „um eventuell Anhaltspunkte darüber zu gewinnen, ob der stete Verkehr mit Lungen- und Halskranken auf den Organismus des behandelnden Arztes von Einfluss sei."[104] Bei der Sektion zeigte sich, dass seine Lungen vollkommen gesund und intakt waren und sich somit der Umgang mit Kranken offensichtlich nicht negativ ausgewirkt hatte.

Die Familien Schmidt und von Metzler sprachen auch nach seinem Tod noch lange Jahre häufig über Moritz Schmidt-Metzler. Hier lag das Augenmerk jedoch in erster Linie auf seiner Tätigkeit als Arzt, der Operation des Kaisers und der vom Kaiser verliehenen Auszeichnung. Dagegen redeten die Familienmitglieder kaum von seinen zahlreichen Ehrenämtern, seinem Wirken in der Kirche und seinem Beitrag zur Gründung der Frankfurter Universität. Das Grab der Schmidt-Metzlers befindet sich bis heute auf dem Frankfurter Hauptfriedhof, Gewann C.

XIV. Die Ehefrau – Mathilde Schmidt-Metzler

Wie ihr Mann engagierte sich Mathilde Schmidt-Metzler Zeit ihres Lebens für die Belange Frankfurts. Sie war bis ins hohe Alter geistig fit und körperlich gesund, genoss ein hohes Ansehen und unterstützte nicht nur ihren Mann bei seinen verschiedenen Engagements, sondern hatte auch selbst zahlreiche Posten inne. Die *Frankfurter Nachrichten* beschrieben sie zu ihrem 90. Geburtstag als eine „geistig regsame, tätige und für alle Eindrücke bis in ihr hohes Alter empfänglich gebliebene Frau“.[105] Auch mit 90 Jahren besuchte sie noch regelmäßig Theatervorstellungen und nahm am gesellschaftlichen Leben der Stadt teil. Wie bekannt und angesehen sie in Frankfurt war, zeigt die Anzahl der Aufwartungen, die sie anlässlich ihres 90. Geburtstages erhielt. So empfing sie nicht nur zahlreiche persönliche Gratulanten, sondern musste im Nachgang auch „Dankesschreiben für ca. 70 Blumengaben, über 90 Briefe u. 40 Telegramme“[106] verfassen.

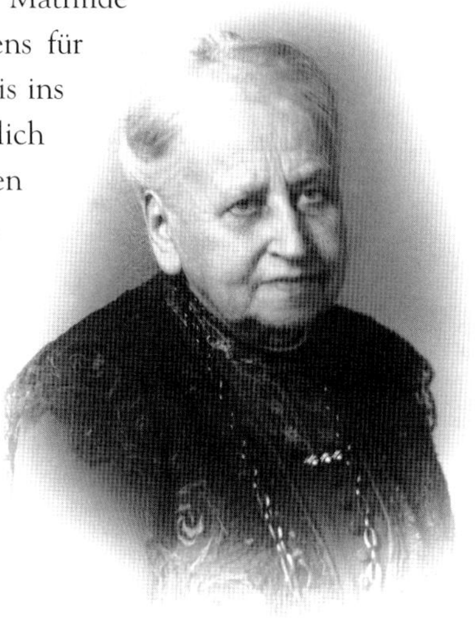

(46) Mathilde Schmidt-Metzler anlässlich ihres 90. Geburtstages, 1930.

Besonders am Herzen lag Mathilde Schmidt-Metzler der 1813 gegründete Frankfurter Frauen-Verein, dem sie seit 1856 angehörte und dessen Vorsitzende sie 1913 wurde. Eine Mitgliedschaft im Frauen-Verein hatte bei den Metzler-Frauen Tradition; schon Mathildes Mutter Johanna Bertha Metzler hatte dort gewirkt. Ähnlich wie die Männer in der Casino Gesellschaft waren die meisten Frankfurter Bürgerfrauen dem Frauen-Verein verbunden. In ihrer Funktion als Vorsitzende setzte sich Mathilde vorwiegend für soziale Einrichtungen ein, darunter für einen Kinderhort und das Altenheim „Marthahaus" in der Schifferstraße. Sie kümmerte sich um deren Bewohner und sammelte Spenden für beide Einrichtungen. Zudem engagierte sie sich für die Frankfurter Augenheilanstalt. Sie war Mitglied in zahlreichen weiteren Vereinen wie dem Frankfurter Verein für Geographie und Statistik, dem sie seit 1888 angehörte, und der Frankfurter Geographischen Gesellschaft. Die Dr. Senckenbergische Stiftung und das Bürgerhospital lagen ihr auch nach dem Tod ihres Mannes weiter am Herzen. So spendete sie wiederholt anlässlich des Geburtstages ihres verstorbenen Ehemannes an das Bürgerhospital.

Nach dem Tod ihres Mannes lebte Mathilde Schmidt-Metzler weiter in der Villa Metzler am Schaumainkai 15. Der südliche Teil des Grundstücks war um 1900 bereits verkauft worden. Vor allem den Garten liebte sie bis ins hohe Alter. Bei gutem Wetter saß sie dort stundenlang und ließ ihren Blick von einer Anhöhe aus über den Main auf die Stadt schweifen. Im Zuge des Ersten Weltkriegs und der Weltwirtschaftskrise ging der größte Teil ihres früher recht ansehnlichen Vermögens verloren, weswegen sie die letzten Jahre ihres Lebens vergleichsweise bescheiden mit reduziertem Personal lebte. Nach und nach musste dennoch die Familie ihre Monatsausgaben übernehmen, und noch 1928 verkaufte Mathilde Schmidt-Metzler die Villa schließlich an die Marburger Diakonissen. Den Kontakt hatte die Pfarrersfamilie Busch vermittelt. Sie blieb dort

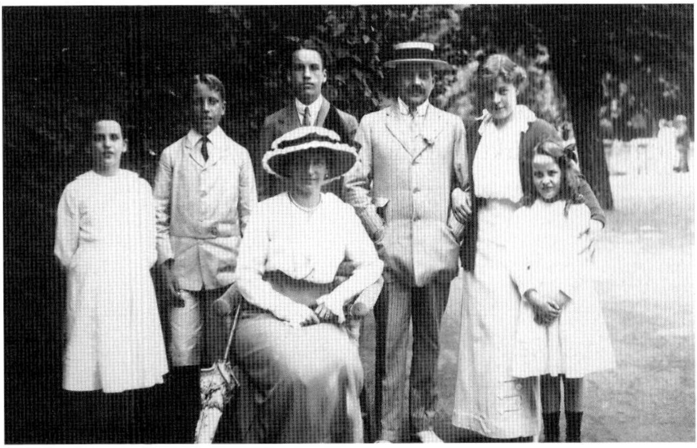

(47) Moritz von Metzler mit seiner Familie: v.l. Nora von Metzler (1904–1929), Dr. Herbert von Metzler (1901–1987), Maria von Metzler genannt Mia, Albert von Metzler, Moritz von Metzler, N.N., Bettina von Metzler (1907–1969), 1914.

wohnen, obwohl ihr Neffe Moritz von Metzler und dessen Frau Maria (1876–1974), genannt Mia, sich 1932 bereiterklärten, sie in ihrem Haus in der Wiesenhüttenstraße aufzunehmen. Die Schmidt-Metzlers unterhielten zeitlebens sehr enge Beziehungen zu Mathildes Brüdern Carl von Metzler und Stadtrat Albert von Metzler und deren Familien: Da sie selbst nie Kinder bekommen hatten, kümmerten sie sich stets besonders rührend um ihre Nichten und Neffen. Der Enkel ihres Bruders Carl von Metzler, Moritz von Wendland (1900–1946), lebte 1930 längere Zeit bei ihr in der Villa am Schaumainkai. Am 15. Mai 1891 richtete Mathilde Schmidt-Metzler den Polterabend für ihre Nichte Mathilde von Metzler (1870–1920) und deren Verlobten Otto Hauck (1863–1934) aus. Im Gegenzug kümmerte sich auch Mathilde um ihre Tante.

Nach dem Verkauf der Villa Metzler schlugen Mia und ihr Mann Moritz von Metzler der Tante einen Umzug in die Wiesenhüttenstraße vor, auf den Mathilde Schmidt-Metzler zunächst positiv reagierte. Doch da sie fast ihr ganzes Leben in dem Haus am Schaumainkai 15 verbracht hatte, belastete sie der Umzug so schwer, dass sie im Alter von über 90 Jahren lieber sterben wollte als umzuziehen. In einer kalten Nacht öffnete sie das Fenster und setzte sich der Kälte aus. Einige Tage später starb sie an den Folgen einer Lungenentzündung.[107]

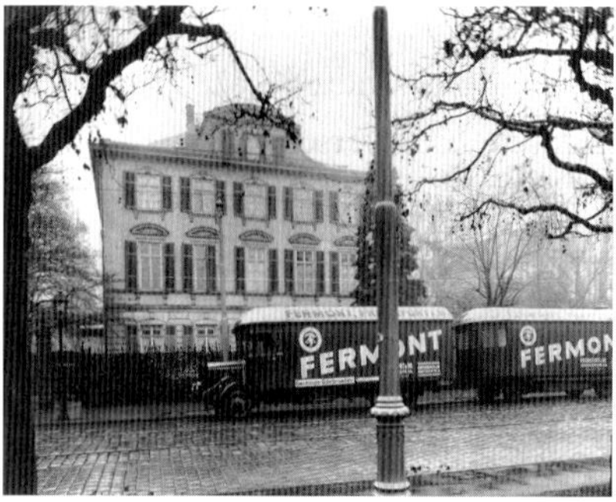

(48) Räumung der Villa Metzler nach dem Tod Mathilde Schmidt-Metzlers, 1933.

Ihr Name lebt auch in einer nach ihr benannten Rose weiter. Die cremeweiß blühende und leicht duftende „Excellenz M. Schmidt-Metzler“ hatte der bekannte Rosenzüchter Peter Lambert (1859–1939) aus Trier 1910 kreiert. Er benannte zahlreiche Rosen nach berühmten Persönlichkeiten, von denen die „Kaiserin Auguste Viktoria“-Rose aus dem Jahr 1891 sicherlich die bekannteste ist.

Die Villa Metzler am Schaumainkai 15 ist heute eine von drei noch erhaltenen klassizistischen Villen in Frankfurt. Im März 1932 hatten die Diakonissen das Altenheim „Haus Daheim“ darin errichtet. Trotz der Bombenangriffe im Zweiten Weltkrieg blieb die Villa nahezu unversehrt und diente nach dem Krieg den Sachsenhäuser Kirchengemeinden vorübergehend als Gemeindehaus. Im Jahr 1961 erwarb die Stadt Frankfurt das Anwesen. Sechs Jahre später zog das Museum für Kunsthandwerk darin ein, für das die Villa bald zu wenig Platz bot. So kam 1985 ein moderner Erweiterungsbau des US-amerikanischen Architekten Richard Meier (*1934) hinzu. Im Jahr

2000 wurde es in „Museum für Angewandte Kunst Frankfurt“ umbenannt, seit 2013 heißt es „Museum Angewandte Kunst“. In der Villa Metzler können Besucher seit 2009 verschiedene Epochen der Raumgestaltung vom Barock bis zum Jugendstil bewundern, sogenannte „Period Rooms“. Zum entsprechenden Mobiliar gehört auch das „Schwanenbett“. Das Bett hatte Wilhelm Peter Metzler, der Onkel Mathilde Schmidt-Metzlers und Mitbegründer des Mitteldeutschen Kunstgewerbevereins, in Paris im Empirestil anfertigen lassen. Als sein Bruder Georg Friedrich die Villa Metzler erwarb, zog das Schwanenbett mit ein und blieb dort bis zum Tod Mathilde Schmidt-Metzlers im Jahr 1932. Über Mathildes Neffen Moritz von Metzler kam es in die Hände seiner Enkelin Alexandra von Metzler (*1937), genannt Sascha, die mit Rodman C. Rockefeller (1932–2000), einem Urenkel des legendären John D. Rockefeller (1839–1937), verheiratet war. Sie stellte es 2010 dem Museum Angewandte Kunst als Dauerleihgabe zur Verfügung.

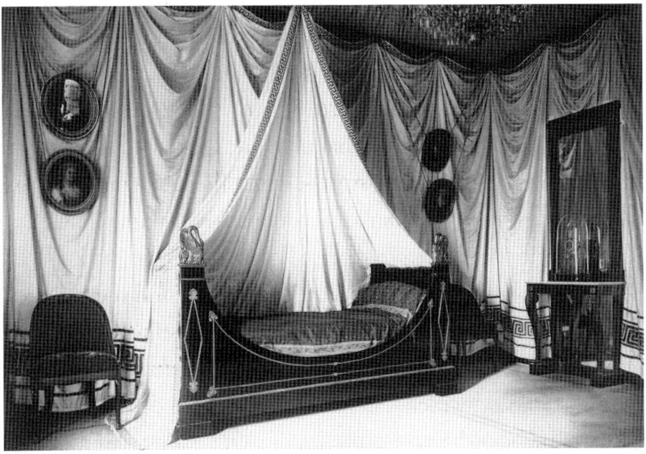

(49) Das „Schwanenbett“, das heute wieder in den „period rooms“ der Villa Metzler zu betrachten ist.

XV. Kontinuität – Die Metzlers und die Frankfurter Goethe-Universität

Nicht nur Moritz Schmidt-Metzlers Name ist eng mit der Frankfurter Goethe-Universität verbunden. Viele weitere Mitglieder der Familie von Metzler haben sich im Laufe ihrer 100-jährigen Geschichte für die Universität engagiert und tun dies bis heute.

Stadtrat Albert von Metzler

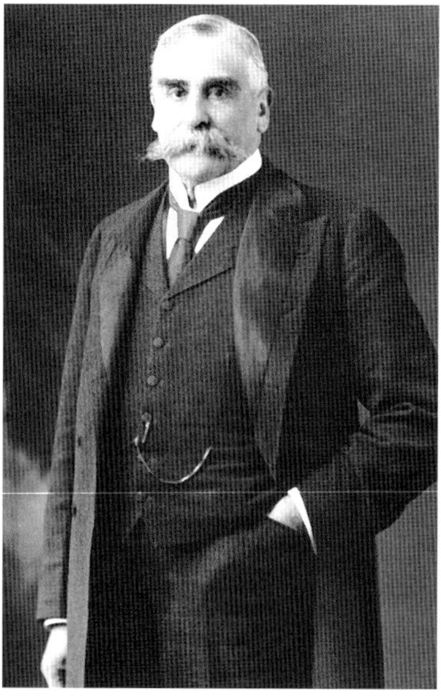

(50) Stadtrat Albert von Metzler, 1910.

Moritz Schmidt-Metzlers Schwager, Stadtrat Albert von Metzler, gehörte ebenfalls über 40 Jahre der Administration der Dr. Senckenbergischen Stiftung an. Er war lange Zeit Kassierer, bevor er 1892 den stellvertretenden Vorsitz übernahm. Dieses Amt hatte er bis zu seinem Tod 1918 inne. Gemeinsam mit Schmidt-Metzler setzte sich der Stadtrat dafür ein, die Senckenbergischen Einrichtungen an die Viktoriaallee und die Nibelungenallee zu verlegen und eine Universität in Frankfurt am Main zu gründen. Beide gehörten sie am 18. August 1903 als Mitglieder der Stiftungsadministration zu den Unterzeichnern des Vertrages über den Verkauf des Grundbesitzes der Stiftung am Eschenheimer Turm an die Stadt. Gleichzeitig überließ die Stadt geeignetes Gelände für Neubauten der Senckenbergischen Naturforschenden Gesellschaft und des Physikalischen Vereins an der Viktoriaallee.

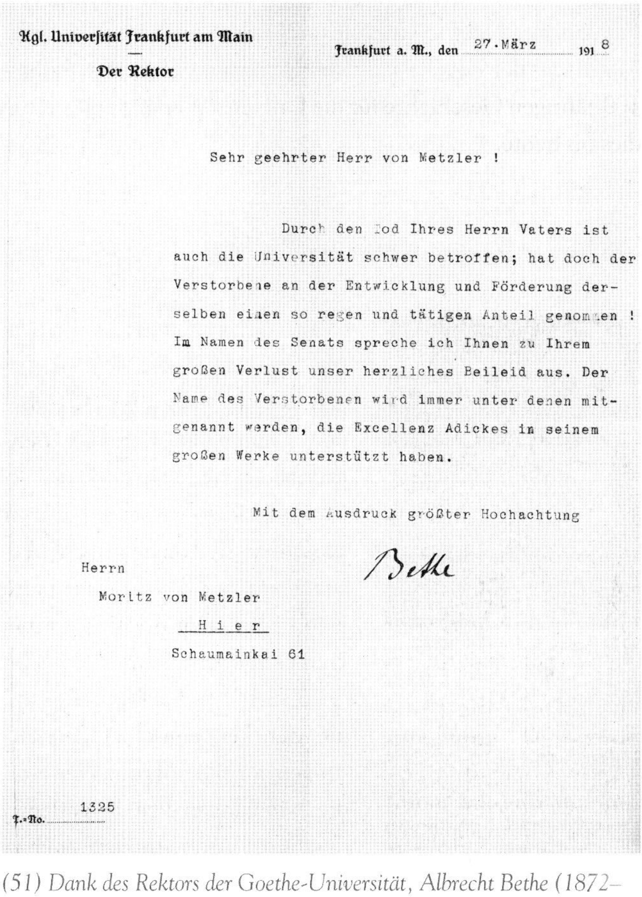

Kgl. Universität Frankfurt am Main
—
Der Rektor

Frankfurt a. M., den 27. März 1918

Sehr geehrter Herr von Metzler !

Durch den Tod Ihres Herrn Vaters ist
auch die Universität schwer betroffen; hat doch der
Verstorbene an der Entwicklung und Förderung der-
selben einen so regen und tätigen Anteil genommen !
Im Namen des Senats spreche ich Ihnen zu Ihrem
großen Verlust unser herzliches Beileid aus. Der
Name des Verstorbenen wird immer unter denen mit-
genannt werden, die Excellenz Adickes in seinem
großen Werke unterstützt haben.

Mit dem Ausdruck größter Hochachtung

Bethe

Herrn
Moritz von Metzler
Hier
Schaumainkai 61

J.-No. 1325

(51) Dank des Rektors der Goethe-Universität, Albrecht Bethe (1872–1954) an Moritz von Metzler für die Verdienste von Stadtrat Albert von Metzler nach dessen Tod, 1918.

Dieser Vertrag legte den Grundstein für die weiteren Entwicklungen zur Gründung der Universität. Im Jahr 1907 gehörte Albert von Metzler neben der Administration der Dr. Senckenbergischen Stiftung der Direktion der Senckenbergischen Naturforschenden Gesellschaft an, bei der er bereits seit 1891 ewiges Mitglied war. Letztere ernannte den Stadtrat anlässlich der Eröffnung des neuen Senckenberg-Museums am 13. Oktober 1907 für seine Verdienste um die Gesellschaft zu ihrem außerordentlichen Ehrenmitglied, denn zu dieser Zeit gehörte er der Gesellschaft genau 50 Jahre an. Nach dem Tod seines Schwagers im Dezember 1907 wurde der Stadtrat gebeten, den Vorsitz der Administration der Dr. Senckenbergischen Stiftung zu übernehmen. Dieses Ansinnen lehnte er jedoch mit der Begründung ab, dass er die Wahl eines Arztes für diese Position im Interesse einer fachkundigen Leitung der Geschäfte für wünschenswert erachte. Laut Satzung der Stiftung musste sowieso ein Arzt den Vorsitz innehaben. Daraufhin wurde der Arzt Ernst Roediger, lange Jahre Direktor der Senckenbergischen Naturforschenden Gesellschaft, zu Schmidt-Metzlers Nachfolger gewählt.

Die Speyer-Stiftung

Einer der Pläne Adickes' war, eine „Akademie für praktische Medizin" auf dem Gelände des städtischen Krankenhauses in Sachsenhausen zu errichten, um diese mit der seit 1901 bestehenden Akademie für Sozial- und Handelswissenschaften als Grundstock für die Gründung einer Universität in Frankfurt zu vereinen. Unterstützt wurde dieses Vorhaben von Franziska Speyer (1844–1909). Ihr verstorbener Ehemann Georg Speyer (1845–1902) war Teilhaber des Bankhauses Lazard Speyer-Ellissen und hatte noch zu Lebzeiten zwei Lehrstühle an der Akademie für Sozial- und Handelswissenschaften dotiert und eine Stiftung unter dem Namen „Georg und Franziska Speyer'sche Studienstiftung" mit einem Kapital von einer Million Mark ausgestattet.[108] Mit den Erträgen sollte die wissenschaftliche Arbeit an Instituten in Frankfurt gefördert werden. Auch nach dem Tod ihres Mannes unterstützte Franziska Speyer dessen Anliegen weiter und verdoppelte das Kapital der Stiftung. Die Gründung der „Akademie für praktische Medizin" zog sich jedoch wegen des Widerstands der Frankfurter Ärzteschaft hin, die einzelne private Krankenanstalten in der Stadt durch Errichtung einer Akademie für gefährlich hielt, und wurde letztlich von der Stadtverordnetenversammlung im Jahr 1905 abgelehnt. Franziska Speyer änderte deswegen ihre Pläne und stiftete in Erinnerung an ihren an Krebs verstorbenen Mann das „Georg-Speyer-Haus". Das neben dem Institut für Experimentelle Therapie gelegene Gebäude wurde am 6. September 1906 eingeweiht und bot optimale Bedingungen für Paul Ehrlichs Forschungsarbeit, der 1908 für seine Forschung auf dem Gebiet der Immunologie den Nobelpreis erhielt.

Nach ihrem Tod 1909 hinterließ Franziska Speyer der Stadt beträchtliche Mittel, über die Oberbürgermeister Franz Adickes frei verfügen konnte. Dies gab den Plänen zur Gründung der Universität neuen Auftrieb. Adickes nutzte das Vermächtnis, um seine Pläne endlich zu verwirklichen. In der Sitzung der Administration der Dr. Senckenbergischen Stiftung am 13. Januar 1910 berichtete der Vorsitzende Ernst Roediger von einem vertraulichen Gespräch mit Franz Adickes über die Gründung einer Universität. Schon am 5. März 1910 lud Adickes dann alle in Frage kommenden Stiftungen und Wissenschaftseinrichtungen in Frankfurt zu einer Versammlung ein, erläuterte ihnen sein Vorhaben und legte eine Skizze des

Gründungsvertrages vor. Daraufhin wurden die Planungen immer konkreter. Die Dr. Senckenbergische Stiftung befasste sich jedoch erst wieder im Dezember 1910 in ihrer Administrationssitzung mit Adickes' Plänen. Zuvor hatte der Oberbürgermeister dem Vorsitzenden der Administration vertraulich Einblick in den Entwurf einer Denkschrift über die Gründung einer Stiftungsuniversität gegeben, über die Roediger nun die gesamte Administration informierte. Alle Mitglieder sprachen sich für die Gründung aus, da sie sich davon eine Förderung der wissenschaftlichen Ziele der Stiftung erhofften.

Die Spende des Stadtrats

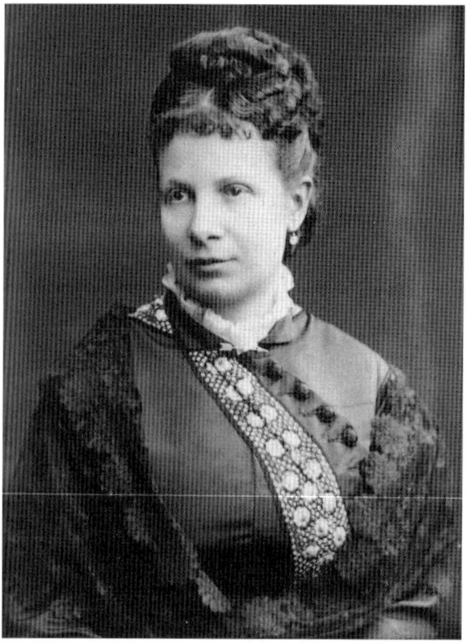

(52) Maria von Metzler geb. Lemmé, die Frau des Stadtrats, um 1880.

Wie sehr der stellvertretende Vorsitzende der Administration, Stadtrat Albert von Metzler, die Gründung einer Universität begrüßte, zeigt eine Spende aus dem Dezember 1910: Er übergab der Administration 100.000 Mark aus seinem Privatvermögen mit dem Wunsch, dadurch „die wissenschaftlichen Bestrebungen der Stiftung zu fördern und ihr die damit verbundenen Lasten zu erleichtern".[109] Das Geld sollte in der „Albert-von-Metzler-Lemmé-Stiftung" [Lemmé war der Mädchennamen seiner Frau Marie (1843–1893)] verwaltet werden. Über die Erträge konnte die Administration frei verfügen. An eine Bedingung knüpfte er die Spende jedoch: Wenn die Universität nicht bis Anfang 1917 gegründet sein sollte, würde das Geld an ihn zurückfallen. Er schloss die Übergabe seiner Spende mit folgenden Worten ab: „Möge meine Zuwendung der Dr. Senckenbergischen Stiftung, deren Wohl mir am Herzen liegt, zu dauerndem Nutzen gereichen.“[110] Dies blieb nicht die einzige finanzielle Unterstützung des Stadtrats: Am 17. April 1917 verfügte er in seinem Testament, dass im Falle seines Todes der Dr. Senckenbergischen Stiftung 50.000 Mark steuerfrei übertragen werden sollten, um das Kapital der Albert-von-Metzler-Lemmé-Stiftung zu erhöhen.[111]

Im Januar 1911 stimmte die Administration der Dr. Senckenbergischen Stiftung offiziell einer Beteiligung an der Gründung einer Universität zu – ebenso wie die Stadtverordnetenversammlung und die preußische Regierung. Am 21. März 1911 unterzeichneten alle beteiligten Institute und Einrichtungen den ersten Vertragsentwurf, der anschließend veröffentlicht wurde. Im Rahmen der weiteren Vorbereitung zur Gründung spielte die Dr. Senckenbergische Stiftung keine herausragende Rolle mehr. Während Adickes bei der Verlegung der Senckenbergischen Einrichtungen einige Jahre zuvor noch darauf geachtet hatte, dass die naturwissenschaftlichen Einrichtungen ein gemeinsames Ziel unter der Führung Moritz Schmidt-Metzlers verfolgten, verhandelte der Oberbürgermeister nun mit allen Einrichtungen einzeln. Ernst Roediger als Nachfolger Moritz Schmidt-Metzlers als Vorsitzender der Administration hatte weder dessen Persönlichkeit noch dessen Stellung in Frankfurt und schon gar nicht dessen Beziehungen bis hinauf zum Kaiser, um von Adickes in hervorgehobener Position in die Verhandlungen einbezogen zu werden. Lediglich einem Mitglied der Administration aus dieser Zeit kam eine besondere Bedeutung zu: Stadtrat Albert von Metzler amtierte als ältestes Magistratsmitglied 1912 nach Adickes' Rücktritt vertretungsweise als Oberbürgermeister bis zur Wahl Georg Voigts (1866–1927). Im Folgejahr wurde dann nach seinem Ausscheiden als ehrenamtlicher Stadtrat die Metzlerstraße in Sachsenhausen für seine Verdienste um die Stadt nach ihm benannt. Gleichzeitig wurde dem Stadtrat eine weitere Ehre zuteil: Als die Vorbereitungen für die Eingliederung der Stiftungsinstitute in den Aufbau der Universität 1913 abgeschlossen waren, wurde Albert von Metzler gemeinsam mit Ernst Roediger als Vertreter der Dr. Senckenbergischen Stiftung in den großen Rat der Universität gewählt. Der große Rat und das Kuratorium waren die Gremien der neugegründeten Universität, in denen Stiftungen und Stifter Sitz und Stimme hatten.

Vereinigung von Freunden und Förderern der Goethe-Universität

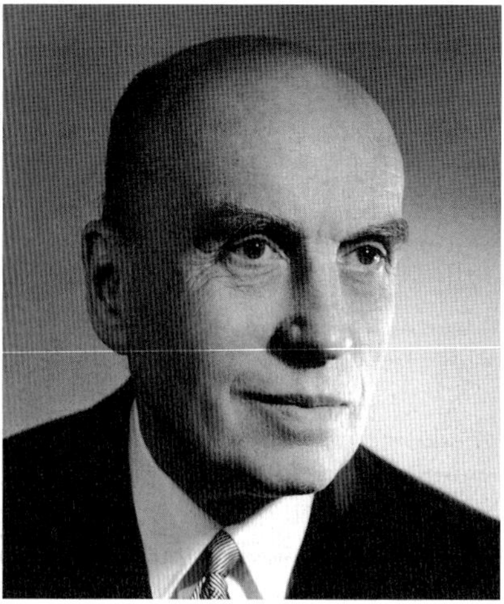

(53) Albert von Metzler, 1965.

In die Fußstapfen seines Großvaters, Stadtrat Albert von Metzler, trat sein gleichnamiger Enkel Albert von Metzler (1898–1989) und unterstützte schon in den 1920er Jahren die Vereinigung von Freunden und Förderern der Goethe-Universität. Der Verein war unmittelbar nach Ende des Ersten Weltkriegs mit dem Ziel gegründet worden, die noch junge Universität und ihre Institute zu fördern, und ist damit ein weiteres Beispiel für das bürgerschaftliche Engagement in Frankfurt. Nach anfänglichen Erfolgen und steigenden Mitgliederzahlen musste der Verein im Zweiten Weltkrieg seine Arbeit einstellen. Erst ab 1950 wurde er sukzessive wieder aufgebaut. Maßgeblich daran beteiligt waren führende Frankfurter Persönlichkeiten aus Wirtschaft und Gesellschaft. Sie sorgten dafür, dass nach dem Krieg die Mitgliederzahlen wieder stetig anwuchsen und der Verein die Universität erneut unterstützen konnte. Unter ihnen waren auch drei Mitglieder der Geschäftsleitung des Bankhauses Metzler: Albert von Metzler, Gustav von Metzler (1908–1984) und Ferdinand Prinz von Lobkowitz (1901–1966). Albert von Metzler knüpfte an seine bereits vor dem Zweiten Weltkrieg bestehende Mitgliedschaft bei der Vereinigung von Freunden und Förderern der Goethe-Universität an. Er war 1950 aus fünfjähriger russischer

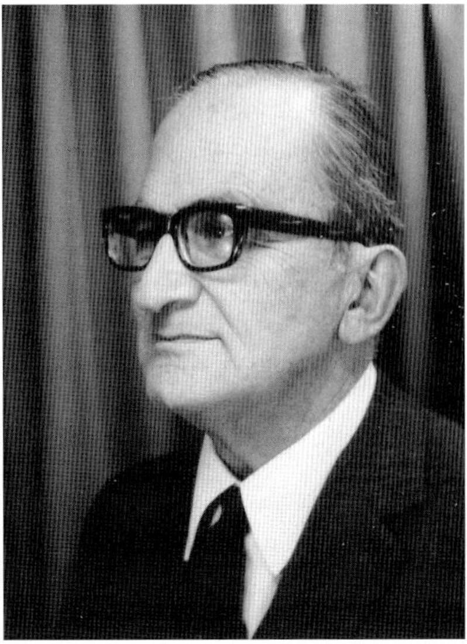

(54) Gustav von Metzler, 1965.

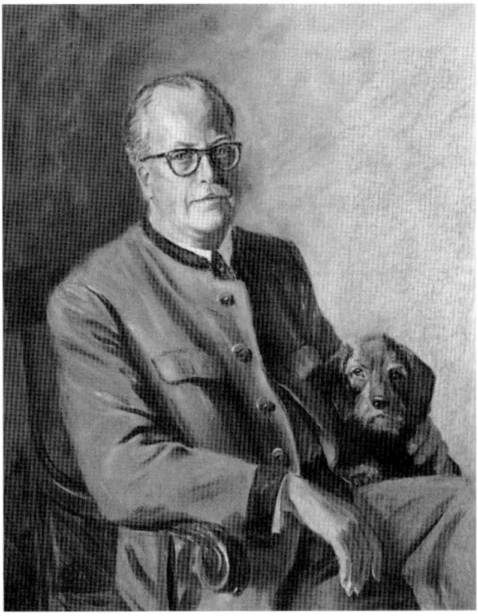

(55) Ferdinand Prinz von Lobkowitz.

Kriegsgefangenschaft zurückgekehrt und unterstützte in den 1950er Jahren zahlreiche Frankfurter Institutionen und Vereine beim Wiederaufbau. Für die Vereinigung von Freunden und Förderern der Goethe-Universität warb er vor allem um neue Mitglieder. Weiterhin war er einige Jahre in deren Beirat tätig. Dieses Amt legte er zum 1. Januar 1959 nieder, betonte jedoch: „Ich brauche nicht zu versichern, dass ich auch in Zukunft die Interessen der Gesellschaft stets fördern werde."[112] So blieb er bis zu seinem Tod Mitglied. Zudem war im Beirat bereits seit Juli 1958 Gustav von Metzler vertreten. Er war ein Vetter Alberts und von 1937 bis 1978 in der Geschäftsleitung des Bankhauses tätig. Im Beirat der Vereinigung von Freunden und Förderern blieb er fast bis 1978. Zeitweise amtierte er sogar als stellvertretender Präsident des Beirats und wirkte in Arbeitsausschüssen mit. Der Dritte im Bunde war Ferdinand Prinz von Lobkowitz. Er war ein Jugendfreund Albert von Metzlers und bereits ab 1938 Gesellschafter des Bankhauses. Da sich Albert von Metzler in Kriegsgefangenschaft befand und auch Gustav von Metzler die Geschäftsführung des Bankhauses kriegsbedingt nur eingeschränkt wahrnehmen konnte, wurde Prinz Lobkowitz 1949 als familienfremder Partner in die Geschäftsleitung des Bankhauses berufen, in der er bis 1961 blieb. Auch er unterstützte die Freunde und Förderer in dieser Zeit durch seine Mitgliedschaft.

Schon in den 1950er Jahren trat neben den personenbezogenen Mitgliedschaften der Familie auch das Bankhaus Metzler als Förderer der Vereinigung von Freunden und Förderern der Goethe-Universität und auch der Universität selbst auf. Direkt nach Neugründung des Vereins erwarb das Bankhaus zahlreiche sogenannte „Bausteine" über 5 DM – Geld, das dem Wiederaufbau der im Krieg zerstörten Universitätsgebäude zugute kam.

Stiftungsgastprofessur für internationale Finanzwirtschaft

Das Engagement setzt sich bis in die Gegenwart fort: Bis heute unterstützt das Bankhaus Metzler die Goethe-Universität durch zahlreiche kleinere und größere Spenden. Damit will es dazu beitragen, dass die Frankfurter Universität im Standortwettbewerb bestehen kann. Für den Finanzplatz Frankfurt ist es heute wichtiger denn je, besonders leistungsstark in der Ausbildung des Nachwuchses und in der Finanzmarktforschung zu sein. Zu diesem Zweck wurde im Jahr 1992 die Metzler-Stiftungsgastprofessur für internationale Finanzwirtschaft ins Leben gerufen – mit dem Ziel, das Lehrangebot an der Goethe-Universität um finanzmarktrelevante Aspekte zu ergänzen, beste Lehr- und Forschungsbedingungen für die Finanzwissenschaften zu schaffen, internationale Beziehungen in der Forschung zu intensivieren und damit in die Zukunft des Bankenplatzes Frankfurt zu investieren. Die Stiftungsgastprofessur ist als Austauschprogramm zwischen Professoren der Wharton School in Philadelphia und der Goethe-Universität konzipiert. Die bereits 1881 gegründete Wharton School gilt weltweit als eine der besten Hochschulen für die Ausbildung von Führungskräften der Wirtschaft. Sie war die erste Business-School ihrer Art in den USA und auch die erste mit einem eigenen Forschungszentrum. International ist sie hervorragend vernetzt, denn zahlreiche Führungskräfte multinationaler Unternehmen haben dort ihre Ausbildung absolviert. Im Rahmen der Metzler-Stiftungsgastprofessur forschen und lehren Professoren aus Wharton in Frankfurt und Frankfurter Professoren werden Forschungsaufenthalte in Wharton ermöglicht. Bekannte Wissenschaftler wie Franklin Allen (*1956) und Olivia S. Mitchell (*1953) folgten schon dem

Ruf nach Frankfurt. Darüber hinaus hat sich ein reger Austausch von Studierenden etabliert: mit Praktika von US-Studenten im Hause Metzler und in anderen Frankfurter Banken sowie längeren Studienaufenthalten in Frankfurt. Ebenso können pro Jahr zwei Frankfurter Studierende unentgeltlich für ein Semester die Wharton School besuchen.

Die Metzler-Stiftungsgastprofessur war einer der Grundsteine der Neuausrichtung des Fachbereichs Wirtschaftswissenschaften der Goethe-Universität in den 1990er Jahren und der Einrichtung der heutigen Abteilung Finanzen, die inzwischen zu den besten in Europa zählt. Regelmäßiger Bestandteil des Lehrprogramms ist die Metzler-Stiftungsgastprofessur. Im Rahmen des Ausbaus des Campus Westend wurde dort 2008 das House of Finance eröffnet. Dieses einzigartige Zentrum für interdisziplinäre Forschung, Lehre, Weiterbildung und Wissenstransfer vereint unter seinem Dach sowohl die universitären Abteilungen Finanzen, Geld und Währung sowie Recht der Unternehmen und Finanzen als auch acht akademische Forschungs- und Weiterbildungseinheiten. Ziel des House of Finance ist es, die Forschung zu Fragen der Finanzwirtschaft und des Finanzrechts zu bündeln und den Austausch zwischen Theorie und Praxis zu fördern. Um auf dem Weg zu diesem Ziel voranzukommen, rief die Universität im März 2011 die House of Finance-Stiftung ins Leben. Damit soll das House of Finance seinen Rang als international renommierte Forschungs- und Weiterbildungseinrichtung auf dem Gebiet der Finanzwirtschaft weiter ausbauen und so auch den Finanzplatz Frankfurt stärken. Gemeinsam mit der Deutschen Bank, der DekaBank, der Deutschen Vermögensberatung, der DZ Bank, dem Gesamtverband der Deutschen Versicherungswirtschaft, der Landesbank Hessen-Thüringen und der UBS unterstützt das Bankhaus Metzler die Stiftung.

Auch die Geschäftsführung des Bankhauses Metzler setzt sich für die Belange der Goethe-Universität ein. Vier Mitglieder des Partnerkreises sind in verschiedenen Gremien der Universität und der ihr angeschlossenen Vereinigungen und Institute tätig. Michael Klaus (*1961) ist Mitglied des Stiftungskuratoriums der Goethe-Universität. In der Goethe Business School engagiert sich Dr. Johannes J. Reich (*1959). Er ist Mitglied des Kuratoriums der gGmbH. Frank-Peter Martin (*1962) ist Mitglied des Kuratoriums des House of Finance und Mitglied des Kuratoriums der Vereinigung von Freunden und Förderern der Goethe-Universität. Gerhard Wiesheu (*1962) ist Mitglied des Kuratoriums des Fachbereichs Wirtschaftswissenschaften und Mitglied des Kuratoriums im Interdisziplinären Zentrum für Ostasienstudien.

Stiftungsgastprofessur Financial History

Zum Jubiläumsjahr 2014 der Goethe-Universität Frankfurt am Main stiftete das Bankhaus Metzler gemeinsam mit der Edmond de Rothschild Gruppe und in Kooperation mit dem Institut für bankhistorische Forschung e.V., Frankfurt am Main, eine Gastprofessur „Financial History“ am House of Finance der Goethe-Universität. Das Bankhaus Metzler und die Edmond de Rothschild Gruppe gehören zu den ältesten und renommiertesten Bankhäusern der Welt. Aufgrund ihrer eigenen jahrhundertealten Geschichte wissen sie, wie wichtig und wertvoll bankhistorische Forschung ist. Die internationale Finanz- und Schuldenkrise hat dies in aller Deutlichkeit bestätigt, als Modelle und Theorien versagten. Der Blick in die Geschichte soll nun helfen, bessere Erklärungen und Lösungsansätze für die Probleme der Gegenwart zu finden und in zukünftigen Krisen weniger Fehler zu machen. So sind Banken- und Finanzhistoriker heute gefragte Experten. Anhand historischer Muster und Erfahrungen analysieren sie die Ursachen für mangelnde Stabilität im Finanzsystem und suchen nach den geeigneten Instrumenten, um diese wiederherzustellen.

In angelsächsischen Ländern ist die Wirtschaftsgeschichte von großer Relevanz. Zahlreiche renommierte wirtschaftswissenschaftliche Fakultäten wie Harvard, Princeton oder Chicago haben Lehrstühle für Bank- und Finanzgeschichte. An deutschen Hochschulen gab es dagegen seit Jahrzehnten keinen mehr – nun wurde ein solcher an der Universität Bonn eingerichtet. Mit ihrer Stiftungsgastprofessur für Financial History haben das Bankhaus Metzler und die Edmond de Rothschild Gruppe die Initiative ergriffen, diesen Mangel am wichtigsten kontinentaleuropäischen Finanzplatz zu beheben, und ergänzen damit ideal das Spektrum der Finanzforschung am House of Finance um diese interdisziplinäre Forschungsrichtung. Seit dem Wintersemester 2014/15 werden Experten der bank- und finanzhistorischen Forschung mit interdisziplinärer Ausrichtung aus dem In- und Ausland eingeladen, um Kollegen, Studierenden und der interessierten Öffentlichkeit Einblick in die Inhalte und Methoden ihrer Forschung zu geben.

Als erster Kandidat kommt Benjamin M. Friedman (*1944) nach Frankfurt. Der amerikanische Ökonom ist seit 1972 Professor für politische Ökonomie an der Harvard University. Er ist einer der weltweit führenden Vertreter der monetären Theorie und durch zahlreiche Schriften zur Geld- und Währungspolitik sowie zur Bedeutung der Finanzmärkte für Wertschöpfung und Stabilität hervorgetreten. Sein besonderes Interesse gilt zudem der Dogmengeschichte. An der Goethe-Universität stellt er seine jüngsten Forschungen über die religiösen Ursprünge der modernen Ökonomie vor und be-

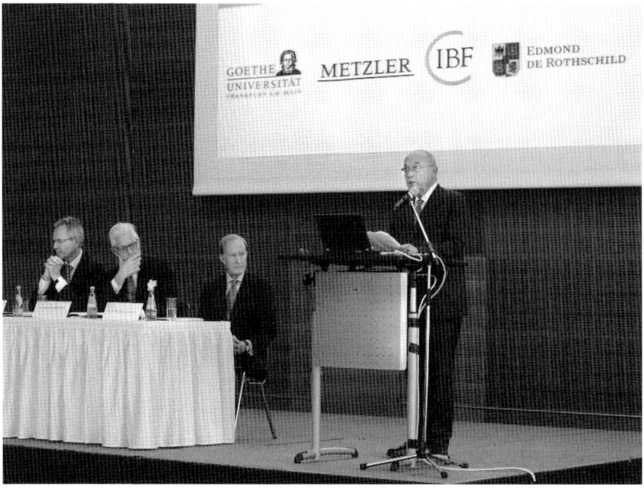

*(56) Inaugurationsvorlesung von Prof. Benjamin M. Friedman am 13. Oktober 2014 im Casino des Campus Westend der Frankfurter Goethe-Universität zum Thema „Economic Thinking: How the West Came to Believe in Markets": v.l. Prof. Dr. Rainer Klump (*1958), Goethe-Universität Frankfurt, Dr. Konstantin Mettenheimer (*1955), Edmond de Rothschild Gruppe, Prof. Benjamin M. Friedman und Friedrich von Metzler, Bankhaus Metzler.*

reichert damit den Diskurs über die ethischen Grundlagen der Finanzmarktentwicklung. Friedman ist Mitglied zahlreicher renommierter wissenschaftlicher Vereinigungen und wurde für seine Forschung vielfach ausgezeichnet.

Renate von Metzler

Heute ist aus den Reihen der Familie von Metzler der Name Renate von Metzler (*1941) untrennbar mit der Goethe-Universität verknüpft. Sie ist die Witwe des Bankiers Christoph von Metzler (1943–1993), einem Sohn Gustav von Metzlers. Ihre Ausbildung absolvierte Renate von Metzler in der Huss'schen Universitätsbuchhandlung, in der sie mehr als 20 Jahre arbeitete. Im Rahmen ihrer Tätigkeit lernte sie viele Persönlichkeiten und Wissenschaftler der Frankfurter Universität kennen und blieb der Universität auch über ihre Tätigkeit als Buchhändlerin hinaus stets verbunden. Einen offiziellen Charakter verlieh sie ihrem Engagement, als sie 2002 in den Vorstand der Vereinigung der Freunde und Förderer der Goethe-Universität gewählt wurde, dem sie bis heute angehört.

Für ihr Wirken, ihren Ideenreichtum und ihre Initiative wurden Renate von Metzler viele Ehrungen zuteil. Bereits 1996 wurde sie zur Repräsentantin der Goethe-Universität ernannt – und 2005 als erste Frau in der Geschichte der Universität zur Ehrensenatorin. Die Universität würdigte mit dieser besonderen Auszeichnung ihre großzügige Förderung und ihr

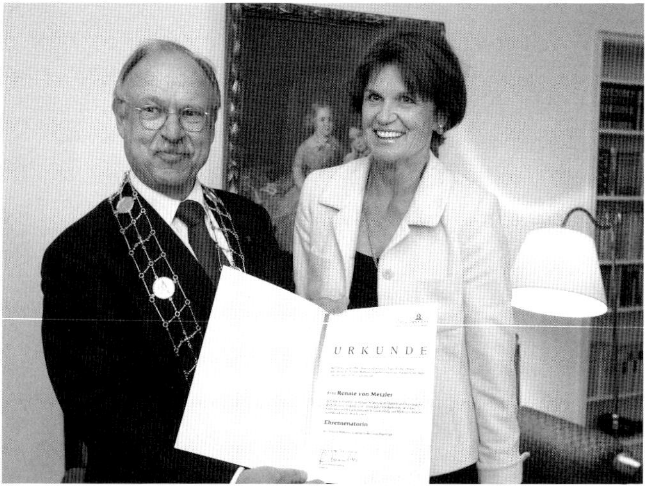

(57) Der damalige Präsident der Goethe-Universität, Rudolf Steinberg, ernannte Renate von Metzler am 21. April 2005 zur Ehrensenatorin.

Engagement, „eine Brücke zwischen der Universität und der Gesellschaft in Stadt und Region zu schlagen." Auf Vorschlag des ehemaligen Präsidenten der Universität, Rudolf Steinberg (*1943), erhielt sie 2010 das Bundesverdienstkreuz 1. Klasse, das für besondere Leistungen auf politischem, wirtschaftlichem, kulturellem, geistigem oder ehrenamtlichem Gebiet verliehen wird. Anlässlich ihres 70. Geburtstages im Jahr 2011 wurde ein Vorlesungssaal im Casino auf dem Campus Westend nach ihr benannt. Im selben Jahr erhielt sie zudem die Ehrenplakette der Stadt Frankfurt am Main, mit der Persönlichkeiten ausgezeichnet werden, die sich um die Stadt verdient gemacht haben. Der bei der Verleihung im Römer anwesende Präsident der Universität, Werner Müller-Esterl (*1948) hob hervor, dass sich Renate von Metzler vorbildlich für die Goethe-Universität eingesetzt habe. Sie sei eine Freundin der Universität aus tiefster Überzeugung. Sie selbst begründet ihre Motivation wie folgt: „Ich engagiere mich für die Johann Wolfgang Goethe-Universität, weil sie für mich selbst das Leuchtendste ist, was Frankfurt hat – und weil sie für unsere Stadt die Institution ist, die am meisten nach draußen leuchtet."[113]

Die Alfons und Gertrud Kassel-Stiftung

Eine besondere Verbindung des Bankhauses Metzler besteht zur Alfons und Gertrud Kassel-Stiftung, deren Anliegen es ist, Wissenschaft, Forschung und Lehre an der Goethe-Universität zu fördern. Die Stiftung geht zurück auf den gebürtigen Frankfurter Börsenfachmann Alfons Kassel (1902–1975). Nach der Lehre bei der Deutschen Effecten- und Wechsel-Bank ging er nach Berlin und gründete dort 1932 eine eigene Bank. Nach dem Zweiten Weltkrieg führte er diese in Frankfurt am Main weiter, wobei er sich fast ausschließlich auf das Wertpapiergeschäft konzentrierte. Als er 1975 starb, wurden sein Geschäft und seine Kunden auf seinen Wunsch dem Bankhaus Metzler übertragen, wohin auch einige Angestellte von ihm wechselten. Alfons Kassel hatte Albert von Metzler an der Börse kennen- und schätzen gelernt, und es entwickelte sich mit der Zeit ein tiefes Vertrauensverhältnis zwischen beiden.

Seiner Witwe Gertrud (1914–2007) hinterließ Alfons Kassel ein Aktienpaket im Wert von vier Millionen DM, was sie bis zu ihrem Tod selbstständig verwaltete. Nur hin und wieder nahm sie den Rat von Albert von Metzler in Anspruch – und später von dessen Sohn Friedrich von Metzler (*1943). Da sie die Aktien unangetastet ließ und nur von den Erträgen lebte, sorgte sie dafür, dass sich das Vermögen ihres Mannes eindrucksvoll vermehrte: Aus den anfänglichen vier Millionen DM wurden so in drei Jahrzehnten rund 35 Millionen Euro. Den entscheidenden Vorschlag, was mit dem Geld nach ihrem Tod passieren sollte, unterbreitete ihr der Wirtschaftsprüfer und Steuerberater Ekkehardt Sättele (*1944). Er hatte als junger Prüfer sowohl Alfons Kassel als auch das Bankhaus Metzler als eine seiner ersten Klienten betreut, woraus sich eine lange und vertrauensvolle Freundschaft zu Alfons und Gertrud Kassel entwickelte. Da Alfons Kassel stets an den Wissenschaften interessiert gewesen

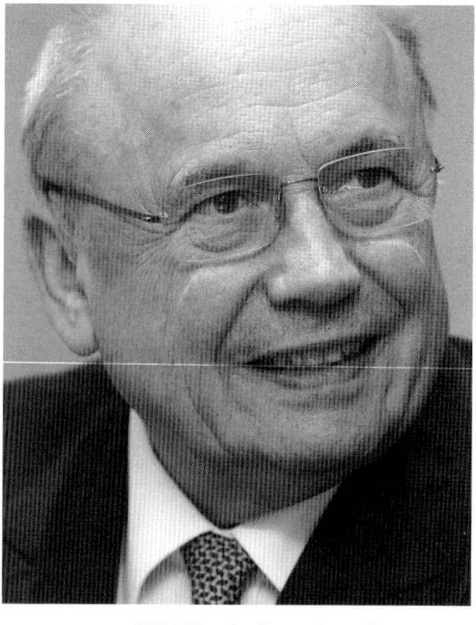

(58) Friedrich von Metzler, 2012.

war, schlug Ekkehardt Sättele der Witwe vor, zum Gedenken an ihren Mann das ererbte Aktienvermögen in eine Stiftung zugunsten der Frankfurter Universität einzubringen. Sie nahm den Vorschlag begeistert auf und übertrug Ekkehardt Sättele die Aufgabe, die Alfons und Gertrud Kassel-Stiftung zu konzipieren. Erste Entwürfe der Satzung lagen bereits 1986 vor, doch erst nach ihrem Tod im Februar 2007 begann die Stiftung mit einem Kapital von 33 Millionen Euro ihre Arbeit. Dabei handelt es sich um den höchsten Stiftungsbetrag, den die Frankfurter Universität in ihrer 100-jährigen Geschichte aus privater Hand erhalten hat. Dank einer Matching-Funds-Zusage des Landes Hessen verdoppelten sich die Mittel und bildeten das Startkapital für die ebenfalls 2007 in eine Stiftungsuniversität umgewandelte Goethe-Universität. Die Vermögensverwaltung obliegt dem Bankhaus Metzler; Ekkehardt Sättele ist bis heute Vorsitzender des Vorstands der Stiftung. Daneben gehören dem Vorstand Friedrich von Metzler und der jeweilige amtierende Präsident der Frankfurter Universität an. Mit den Erträgen werden Forschung und Lehre an der Frankfurter Goethe-Universität gefördert. Der Vorstand entscheidet im Einvernehmen mit dem Beirat[114], dem vier Professoren und ein Vertreter der Wirtschaft angehören, über die Verteilung des Geldes.

XVI. Fazit

Moritz Schmidt-Metzler war nicht nur ein erfolgreicher Mediziner und Netzwerker, sondern er lässt sich auch ohne Zweifel zu den Wegbereitern der Frankfurter Universität zählen. Er nutzte seinen guten Namen und seine weitläufigen Kontakte, um gemeinsame Interessen zusammenzubringen und zum Wohle Frankfurts und seiner Bürger zu wirken. Mit seinem unermüdlichen Einsatz für die Neuordnung der Dr. Senckenbergischen Stiftung und für den Umzug der Senckenbergischen Einrichtungen vom alten Stiftungsgelände am Eschenheimer Turm zur Viktoriaallee und zur Nibelungenallee leistete er entscheidende Vorarbeit für die Gründung der Frankfurter Universität im Jahr 1914 und stellte gleichzeitig wichtige Weichen für die Zukunft der Senckenbergischen Einrichtungen. Vor diesem Hintergrund ist es besonders tragisch, dass er die Gründung der Frankfurter Universität selbst nicht erlebte und dadurch auch nicht zu den eigentlichen Gründern gezählt werden kann, weswegen er in der Forschung zur Geschichte der Frankfurter Universität bisher kaum beachtet wurde. Es ist anzunehmen, dass er auch nach der Verlegung der Senckenbergischen Einrichtungen das Projekt weiter begleitet und alle Beteiligten immer wieder an einen Tisch geholt hätte. In seiner Funktion als Vorsitzender der Administration der Dr. Senckenbergischen Stiftung hätte er dann auch zu den Unterzeichnern der Stiftungsurkunde gehört und seinen Platz im Kreise von Franz Adickes und Wilhelm Merton erhalten. So ist zu hoffen, dass dieser Band dazu beiträgt, Moritz Schmidt-Metzlers Bedeutung und seinen Beitrag für die Gründung der Frankfurter Universität stärker bekannt zu machen.

Dank

Die Biographie über Moritz Schmidt-Metzler geht auf eine Idee des heutigen Vorsitzenden der Administration der Dr. Senckenbergischen Stiftung, Dr. Kosta Schopow, zurück, der anregte, seinem Vorgänger in dieser Position ein würdiges Denkmal zu setzen. Für diese Initiative und seine Unterstützung danke ich Dr. Schopow ebenso wie der Dr. Senckenbergischen Stiftung, die die Druckkosten für dieses Werk übernommen hat.

Wertvolle Hinweise für meine Recherchen und Material erhielt ich von Claudia Schüßler und vielen weiteren Mitarbeitern des Instituts für Stadtgeschichte in Frankfurt, von Dr. Joachim Scholz und Brigitte Lotz vom Archiv der Senckenberg Gesellschaft für Naturforschung, von Dr. Frank Berger vom Historischen Museum in Frankfurt und von Mechthild von Sigriz, Reichersbeuern. Pfarrer Volker Mahnkopp von der Maria-Magdalena-Gemeinde in Sachsenhausen und Carsten Schwöbel von der Dreikönigsgemeinde in Sachsenhausen danke ich für Ihre Unterstützung in kirchlichen Belangen und für die Bereitstellung von Material.

Mein besonderer Dank gilt den Mitarbeitern des Bankhauses Metzler: Stefan Ohmeis hat das gesamte Projekt begleitet und durch gute Ideen, Anregungen und Kommentare vorangebracht. Dorothea Wallach und Gerald Pucher haben das Manuskript als Erste gelesen und durch ihre kritischen Fragen bereichert. Darüber hinaus danke ich Friedrich von Metzler, Renate von Metzler, Ekkehardt Sättele und Sascha Nils Haeffner für ihre Unterstützung.

Ulrike Jaspers von der Goethe-Universität und Professor Dr. Notker Hammerstein vom Wissenschaftlichen Beirat der

Reihe „Gründer, Gönner und Gelehrte“ gaben mir wertvolle Ratschläge bei der abschließenden Überarbeitung des Manuskripts.

Eine besondere Freude war es für mich, im Zuge meiner Recherchen Renate Schwander kennenzulernen, eine Nachfahrin Moritz Schmidt-Metzlers. Ihre Erinnerungen an ihren Großonkel und seine Frau haben die beiden für mich über die Quellen hinaus lebendig werden lassen. Leider verstarb sie kurz vor Drucklegung und konnte das fertige Buch selbst nicht mehr in den Händen halten.

Frankfurt am Main, im Januar 2015
Berenike Seib

Quellen

Archiv der Maria-Magdalena-Gemeinde, Frankfurt-Sachsenhausen:

Chronik der Lukasgemeinde 1903–1928, Heft 1–3

Mahnkopp, Volker: Lukas 19 29–44. Ein Plädoyer. Frankfurt am Main, 2007.

Protokollbuch II der Lukasgemeinde, 1923–1940.

Monatsschrift der Lukasgemeinde 31.1.1904–20.4.1914.

Archiv der Senckenbergischen Gesellschaft für Naturforschung, Frankfurt am Main:

Bände 8, 9, 10, 107, 134, 135, 139, 140, 157, 225, 437, 439, 502, 612, 630, 861, 1521, 1803, 1832, 1834, 1951.

Historisches Archiv des Bankhauses B. Metzler seel. Sohn & Co. KGaA, Frankfurt am Main:

Archiv-Nr. 201, 202, 282, 331, 331b, 1067, 1075, 1707, 2211.

Institut für Stadtgeschichte, Frankfurt am Main:

Dr. Senckenbergische Stiftung V48 2, V48 3, V48 4.1, V48 5, V48 6, V48 7, V48 12, V48 14, V48 24, V48 146, V48 226, V48 227, V48 333, V48 381, V48 609, V48 700, V48 829

Sammlung Ortsgeschichte S3/6 20.301

Sammlung Personengeschichte S2 1.411, S2 1.626, S2 4.027

Sondersammlung Einzelstücke S4c 519

Magistratsakten S 2.739 Bd. 4, V 381

Valentin, Familie: Nachlass S1-1 40

Kulturamt 1.290

Auswahlbibliographie

Adickes, Franz: Persönliche Erinnerungen zur Vorgeschichte der Universität Frankfurt a. M. Frankfurt am Main, 1915.

Bary, August de: Geschichte der Dr. Senckenbergischen Stiftung 1763–1938. Ein Zeugnis des Frankfurter Bürgersinns in 175 Jahren. Frankfurt am Main, 1938.

Baumgart, Winfried: Kaiser Friedrich III. Tagebücher 1866–1888. Paderborn, 2012.

Bauer, Thomas: Mit offenen Armen. Die Geschichte des Frankfurter Bürgerhospitals. Frankfurt am Main, 2004.

Bericht der Senckenbergischen Naturforschenden Gesellschaft 1908 (Juni 1907 bis Juni 1908). Frankfurt am Main, 1908.

Bismarck-Erinnerungen des Staatsministers Freiherrn Lucius von Ballhausen. 4. bis 6. Auflage. Stuttgart, 1921.

Busch, Wilhelm: Plaudereien in meinem Studierzimmer. Gladbeck, 1965.

Busch, Wilhelm: Pfarrer Dr. Wilhelm Busch. Sein Leben und Wirken. Hamburg, 1926.

Das Jügelhaus, das neue Auditoriengebäude der Akademie für Sozial- und Handelswissenschaften zu Frankfurt a. M. und die bei seiner Einweihung am 21. Oktober 1906 gehaltenen Reden. Jena, 1907.

Die Matthäuskirche zu Frankfurt am Main. Denkschrift. Frankfurt am Main, 1908.

Festschrift zur Erinnerung an die Eröffnung des neuerbauten Museums der Senckenbergischen Naturforschenden Gesellschaft zu Frankfurt am Main am 13. Oktober 1907. Frankfurt am Main, 1907.

Frankfurter Biographie. Personengeschichtliches Lexikon. Im Auftrag der Frankfurter Historischen Kommission. Hrsg. von Wolfgang Klötzer. Bearbeitet von Reinhard Frost und Sabine Hock. Zweiter Band M–Z. Frankfurt am Main, 1996.

Frankfurter Kirchenkalender für die evangelischen Stadt- und Landgemeinden des Konsistorialbezirkes Frankfurt am Main. Frankfurt am Main, 13/1901–22/1910.

Frankfurter Kirchenkalender für die evangelischen Gemeinden Großfrankfurts. Frankfurt am Main, 1939.

Freudenthal, Berthold; Heilbrunn, Ludwig: Franz Adickes als Universitätsgründer. – In: Franz Adickes. Sein Leben und sein Werk. Hrsg. von der Frankfurter Historischen Kommission. Frankfurt am Main, 1929. S. 403–453.

Freund, Michael: Das Drama der 99 Tage. Krankheit und Tod Friedrichs III. Köln, 1966.

Gall, Lothar: Franz Adickes. Oberbürgermeister und Universitätsgründer. Frankfurt am Main, 2013.

Goethe, Johann Wolfgang von: Gingko biloba. – In: West-oestlicher Diwan. Hrsg. von Joseph Kiermeier-Debre. München, 2006. S. 65ff.

Goethe, Johann Wolfgang von: Über Kunst und Alterthum in den Rhein und Mayn Gegenden. Heft 1 und 2. Stuttgart, 1816 und 1817.

Hammerstein, Notker: Die Johann Wolfgang Goethe-Universität Frankfurt am Main 1914–1972. 2 Bände. Göttingen, 2012.

Hammerstein, Notker: Frankfurt um 1900 und die Gründung der Akademie für Sozial- und Handelswissenschaften. – In: Wirtschafts- und Sozialwissenschaftler in Frankfurt am Main. 2. erw. Auflage. Marburg, 2004. S. 429–439.

Heilbrunn, Ludwig: Die Gründung der Universität Frankfurt a. M. Frankfurt am Main, 1915.

Hock, Sabine: Schmidt-Metzler, Johann Friedrich Moritz. – In: Frankfurter Biographie. Personengeschichtliches Lexikon. Im Auftrag der Frankfurter Historischen Kommission. Hrsg. von Wolfgang

Klötzer. Bearbeitet von Reinhard Frost und Sabine Hock. Zweiter Band M–Z. Frankfurt am Main, 1996. S. 313.

Kanngiesser, Otto: Frankfurts Gegenwart und nächste Zukunft. Denkschrift. Frankfurt am Main, 1892.

Klötzer, Wolfgang: Die Metzlers und das Museum für Angewandte Kunst Frankfurt. Hrsg. vom Kunstgewerbeverein in Frankfurt am Main e. V. Frankfurt am Main, o. J.

Kluke, Paul: Die Stiftungsuniversität Frankfurt am Main 1914–1932. Frankfurt am Main, 1972.

Körner, Otto: Erinnerungen eines deutschen Arztes und Hochschullehrers 1858–1914. München, 1920.

Körner, Otto: Erinnerungen an Moritz Schmidt. – In: Natur und Museum. Bericht der Senckenbergischen Naturforschenden Gesellschaft in Frankfurt am Main, 1908. S. 35–48.

Körner, Otto: Moritz Schmidt. Separat-Abdruck aus Zeitschrift für Ohrenheilkunde und für die Krankheiten der Luftwege. Bd. 55, erstes und zweites Heft. Wiesbaden, 1908.

Kramer, Waldemar: Chronik der Senckenbergischen Naturforschenden Gesellschaft 1817–1966. Frankfurt am Main, 1967.

Kretschmann, Carsten: Räume öffnen sich. Naturhistorische Museen im Deutschland des 19. Jahrhunderts. Stuttgart, 2006.

Kutz, Corinna (bearb.): Die Porträtsammlung der Dr. Senckenbergischen Stiftung. Frankfurter Bildnisse aus fünf Jahrhunderten. Bestandsverzeichnis und Ausstellungskatalog. Frankfurt am Main, 2000.

Müller, Bruno: Stiftungen in Frankfurt am Main. Geschichte und Wirkung. Neu bearb. und fortgesetzt von Hans-Otto Schembs. Frankfurt am Main, 2006.

Müller, Frank Lorenz: Der 99-Tage-Kaiser. Friedrich III. von Preußen. Prinz, Monarch, Mythos. München, 2013.

Neumann, Hans-Joachim: Friedrich III. Der 99-Tage-Kaiser. Berlin, 2006.

Ohmeis, Stefan: Einblicke. Geschichte und Geschichten über das Bankhaus Metzler und die Familie von Metzler in Frankfurt am Main. 2., aktualisierte Auflage. Frankfurt am Main, 2009.

Rausch, Fred G.: Stiftungen zum Wohle von Stadt und Wissenschaft. – In: Forschung Frankfurt. Sonderband zur Geschichte der Universität. Heft 3, 2000. S. 28–33.

Roth, Ralf: Das Vereinswesen in Frankfurt am Main als Beispiel einer nicht staatlichen Bildungsstruktur. – In: Archiv für Frankfurts Geschichte und Kunst 64, 1998. S. 143–210.

Roth, Ralf: Stadt und Bürgertum in Frankfurt am Main. Ein besonderer Weg von der ständischen zur modernen Bürgergesellschaft 1760–1914. München, 1996.

Schmidt, Moritz: Das Dr. Senckenberg'sche Bürgerhospital. – In: Frankfurt am Main in seinen hygienischen Verhältnissen und Einrichtungen. Festschrift zur Feier des fuenfzigjaehrigen Doctor-Jubilaeums des Herrn Dr. Georg Varrentrapp. Hrsg. von Alexander Spieß. Frankfurt am Main, 1881. S. 328–332.

Schmidt-Scharff, Wolfgang: Geschichte des Frankfurter Frauenvereins 1813–1913. Frankfurt am Main, 1913.

Schmidt-Scharff, Wolfgang: Die Familie des Heinrich Wilhelm Schmidt. Zur Feier seines zweihundertjährigen Geburtstages. Frankfurt am Main, 1897.

Schwöbel, Carsten: Das kirchliche Engagement Moritz Schmidt-Metzlers unter besonderer Berücksichtigung der ev.-luth. Dreikönigsgemeinde. Unveröffentlichter Aufsatz, o. J.

Tageblatt der Versammlung Deutscher Naturforscher und Ärzte. Frankfurt am Main, Nr. 1–5, 21.–25.9.1896.

Veidt, Karl: Aus den Lebenserinnerungen von Karl Veidt. Nach hinterlass. stenograf. Aufzeichnungen. Frankfurt am Main, 1952–55.

Voelker, Heinrich: Geschichte der Familie und des Bankhauses B. Metzler seel. Sohn & Co. zu Frankfurt am Main 1674 bis 1924. Frankfurt am Main, 1924.

Wachsmuth, Richard: Die Gründung der Universität Frankfurt. Frankfurt am Main, 1929.

Wörner, Birgit: Frankfurter Bankiers, Kaufleute und Industrielle. Werte, Lebensstil und Lebenspraxis 1870 bis 1930. Frankfurt am Main, 2011.

Nachweise

[1] Vgl. hierzu Schmidt-Scharff, Wolfgang: Die Familie des Heinrich Wilhelm Schmidt. Zur Feier seines zweihundertjährigen Geburtstages. Frankfurt am Main, 1897.

[2] Körner, Otto: Erinnerungen an Moritz Schmidt. – In: Natur und Museum. Bericht der Senckenbergischen Naturforschenden Gesellschaft in Frankfurt am Main, 1908. S. 35–48. Hier S. 44.

[3] Wörner, Birgit: Frankfurter Bankiers, Kaufleute und Industrielle. Werte, Lebensstil und Lebenspraxis 1870 bis 1930. Frankfurt am Main, 2011.

[4] Vgl. dazu Wörner, Birgit: Frankfurter Bankiers, Kaufleute und Industrielle. Werte, Lebensstil und Lebenspraxis 1870 bis 1930. Frankfurt am Main, 2011. S. 24f.

[5] Die erste Verbindung zwischen den Schmidts und den Metzlers war der dritte Sohn aus der Ehe zwischen Johann Friedrich Schmidt (1765–1853) und Catharina Margarethe Müller (1786–1847), Conrad Wilhelm Schmidt (1808–1890) eingegangen, als er 1831 Susanna Auguste Metzler ehelichte. Jakob Gustav Metzler (1833–1883) heiratete 1859 die aus der Ehe von Conrad Wilhelm Schmidt und Susanna Auguste Metzler hervorgegangene Tochter Elisabeth Friederike Schmidt (1838–1916), eine weit entfernte Cousine.

[6] Neumann, Hans-Joachim: Friedrich III. Der 99-Tage-Kaiser. Berlin, 2006. S. 148f.

[7] Neumann, Hans-Joachim: Friedrich III. Der 99-Tage-Kaiser. Berlin, 2006. S. 204.

[8] Körner, Otto: Erinnerungen an Moritz Schmidt. – In: Natur und Museum. Bericht der Senckenbergischen Naturforschenden Gesellschaft in Frankfurt am Main, 1908. S. 35–48. Hier S. 42.

[9] Bismarck-Erinnerungen des Staatsministers Freiherrn Lucius von Ballhausen. 4. bis 6. Auflage. Stuttgart, 1921.

[10] Neumann, Hans-Joachim: Friedrich III. Der 99-Tage-Kaiser. Berlin, 2006. S. 209.

[11] Bismarck-Erinnerungen des Staatsministers Freiherrn Lucius von Ballhausen. 4. bis 6. Auflage. Stuttgart, 1921.

[12] Neumann, Hans-Joachim: Friedrich III. Der 99-Tage-Kaiser. Berlin, 2006. S. 209.

[13] Neumann, Hans-Joachim: Friedrich III. Der 99-Tage-Kaiser. Berlin, 2006. S. 209.

[14] Neumann, Hans-Joachim: Friedrich III. Der 99-Tage-Kaiser. Berlin, 2006. S. 209.

[15] Neumann, Hans-Joachim: Friedrich III. Der 99-Tage-Kaiser. Berlin, 2006. S. 209.

[16] Neumann, Hans-Joachim: Friedrich III. Der 99-Tage-Kaiser. Berlin, 2006. S. 213.

[17] Müller, Frank Lorenz: Der 99-Tage-Kaiser. Friedrich III. von Preußen. Prinz, Monarch, Mythos. München, 2013. S. 271.

[18] Baumgart, Winfried: Kaiser Friedrich III. Tagebücher 1866–1888. Paderborn, 2012. Eintrag von Freitag, 11. November 1887. S.555.

[19] Freund, Michael: Das Drama der 99 Tage. Krankheit und Tod Friedrichs III. Köln, 1966. S. 82. Vgl. dazu auch Mackenzie, Morell: Friedrich der Edle und seine Ärzte. Antwort auf die Berliner Broschüre „Die Krankheit Kaiser Friedrichs III.". Styrum, 1888.

[20] Die Krankheit Kaiser Friedrich des Dritten. Dargestellt nach amtlichen Quellen und den im Königlichen Hausministerium niedergelegten Berichten der Ärzte. Berlin, 1888. S. 48ff.

[21] Freund, Michael: Das Drama der 99 Tage. Krankheit und Tod Friedrichs III. Köln, 1966. S. 81.

[22] Der englische Prinz Alfred von Sachsen-Coburg und Gotha (1844–1900), der zweitälteste Sohn der britischen Königin Victoria (1819–1901) und ihres Mannes Albert von Sachsen-Coburg und Gotha (1819–1861), war ebenfalls an Kehlkopfkrebs gestorben.

[23] Brockhaus' Kleines Konversations-Lexikon. Fünfte, vollständig neubearbeitete Auflage. In zwei Bänden. Leipzig, 1911. Zweiter Band: L–M. Eintrag ohne Todestag Schmidt-Metzlers, der ja bereits 1907 verstorben war.

[24] Körner, Otto: Erinnerungen eines deutschen Arztes und Hochschullehrers 1858–1914. München, 1920.

[25] Körner, Otto: Erinnerungen eines deutschen Arztes und Hochschullehrers 1858–1914. München, 1920.

[26] Metzler-Archiv Nr. 202.

[27] Vgl. dazu Roth, Ralf: Das Vereinswesen in Frankfurt am Main als Beispiel einer nicht staatlichen Bildungsstruktur. – In: Archiv für Frankfurts Geschichte und Kunst 64, 1998. S. 143–210.

[28] Metzler-Archiv Nr. 282.

[29] Metzler-Archiv Nr. 1067.

[30] Klötzer, Wolfgang: Die Metzlers und das Museum für Angewandte Kunst Frankfurt. Hrsg. vom Kunstgewerbeverein in Frankfurt am Main e. V. Frankfurt am Main, o. J. S. 34ff.

[31] Goethe, Johann Wolfgang von: Gingko biloba. – In: West-oestlicher Diwan. Hrsg. von Joseph Kiermeier-Debre. München, 2006. S. 65ff.

[32] Kirchner, Anton: Ansichten von Frankfurt und seiner Umgebung. Band 1. Frankfurt am Main, 1818. S. 31f.

[33] Metzler-Archiv Nr. 1075.

[34] Voelker, Heinrich: Geschichte der Familie und des Bankhauses B. Metzler seel. Sohn & Co. zu Frankfurt am Main 1674 bis 1924. Frankfurt am Main, 1924. S. 294

[35] Voelker, Heinrich: Geschichte der Familie und des Bankhauses B. Metzler seel. Sohn & Co. zu Frankfurt am Main 1674 bis 1924. Frankfurt am Main, 1924. S. 301.

[36] Voelker, Heinrich: Geschichte der Familie und des Bankhauses B. Metzler seel. Sohn & Co. zu Frankfurt am Main 1674 bis 1924. Frankfurt am Main, 1924. S. 302.

[37] Voelker, Heinrich: Geschichte der Familie und des Bankhauses B. Metzler seel. Sohn & Co. zu Frankfurt am Main 1674 bis 1924. Frankfurt am Main, 1924. S. 306.

[38] Wörner, Birgit: Frankfurter Bankiers, Kaufleute und Industrielle. Werte, Lebensstil und Lebenspraxis 1870 bis 1930. Frankfurt am Main, 2011. S. 118f.

[39] Wörner, Birgit: Frankfurter Bankiers, Kaufleute und Industrielle. Werte, Lebensstil und Lebenspraxis 1870 bis 1930. Frankfurt am Main, 2011. S. 118f.

[40] Metzler-Archiv Nr. 202.

[41] Metzler-Archiv Nr. 202.

[42] Busch, Wilhelm: Plaudereien in meinem Studierzimmer. Gladbeck, 1965. S. 202–208.

[43] Busch, Wilhelm: Plaudereien in meinem Studierzimmer. Gladbeck, 1965. S. 208.

[44] Metzler-Archiv Nr. 202.

[45] Tageblatt der Versammlung Deutscher Naturforscher und Ärzte. Frankfurt am Main, Nr. 5, 25.9.1896.

[46] Gall, Lothar: Franz Adickes. Oberbürgermeister und Universitätsgründer. Frankfurt am Main, 2013. S. 89.

[47] Archiv der Senckenberg Gesellschaft für Naturforschung, Bd. 225.

[48] Schwöbel, Carsten: Das kirchliche Engagement Moritz Schmidt-Metzlers unter besonderer Berücksichtigung der ev.-luth. Dreikönigsgemeinde. Unveröffentlichter Aufsatz, o. J.

[49] Schwöbel, Carsten: Das kirchliche Engagement Moritz Schmidt-Metzlers unter besonderer Berücksichtigung der ev.-luth. Dreikönigsgemeinde. Unveröffentlichter Aufsatz, o. J.

[50] Busch, Wilhelm: Plaudereien in meinem Studierzimmer. Gladbeck, 1965. S. 203.

[51] Busch, Wilhelm: Plaudereien in meinem Studierzimmer. Gladbeck, 1965. S. 203.

[52] Busch, Wilhelm: Plaudereien in meinem Studierzimmer. Gladbeck, 1965. S. 203.

[53] Busch, Wilhelm: Plaudereien in meinem Studierzimmer. Gladbeck, 1965. S. 204.

[54] Busch, Wilhelm: Pfarrer Dr. Wilhelm Busch. Sein Leben und Wirken. Hamburg, 1926.

[55] Chronik der Lukasgemeinde 1903–1928, Heft 1–3; Monatsschrift

der Lukasgemeinde 31.1.1904–20.4.1914.

[56] Die Matthäuskirche zu Frankfurt am Main. Denkschrift. Frankfurt am Main, 1908. S. 16.

[57] Die Matthäuskirche zu Frankfurt am Main. Denkschrift. Frankfurt am Main, 1908. S. 16.

[58] Schwöbel, Carsten: Das kirchliche Engagement Moritz Schmidt-Metzlers unter besonderer Berücksichtigung der ev.-luth. Dreikönigsgemeinde. Unveröffentlichter Aufsatz, o. J.

[59] Frankfurter Kirchenkalender für die evangelischen Stadt- und Landgemeinden des Konsistorialbezirkes Frankfurt am Main. Frankfurt am Main, 13/1901–22/1910.

[60] Vgl. hierzu Hammerstein, Notker: Die Johann Wolfgang Goethe-Universität Frankfurt am Main 1914–1972. 2 Bände. Göttingen, 2012; Kluke, Paul: Die Stiftungsuniversität Frankfurt am Main 1914–1932. Frankfurt, 1972; Wachsmuth, Richard: Die Gründung der Universität Frankfurt. Frankfurt am Main, 1929.

[61] Vgl. dazu Roth, Ralf: Das Vereinswesen in Frankfurt am Main als Beispiel einer nicht staatlichen Bildungsstruktur. – In: Archiv für Frankfurts Geschichte und Kunst 64, 1998. S. 143–210. Hier S. 157.

[62] Goethe, Johann Wolfgang von: Über Kunst und Alterthum in den Rhein und Mayn Gegenden. Heft 1 und 2. Stuttgart, 1816 und 1817.

[63] Vgl. hierzu Gall, Lothar: Franz Adickes. Oberbürgermeister und Universitätsgründer. Frankfurt am Main, 2013.

[64] Institut für Stadtgeschichte, V48 24.

[65] Kanngießer, Otto: Frankfurts Gegenwart und nächste Zukunft. Denkschrift. Frankfurt am Main, 1892.

[66] Adickes, Franz: Persönliche Erinnerungen zur Vorgeschichte der Universität Frankfurt a. M. Frankfurt am Main, 1915. S. 6.

[67] Institut für Stadtgeschichte V48 24.

[68] Institut für Stadtgeschichte V48 700.

[69] Institut für Stadtgeschichte V48 700.

[70] Institut für Stadtgeschichte V48 24.

[71] Wachsmuth, Richard: Die Gründung der Universität Frankfurt. Frankfurt am Main, 1929. S. 28.

[72] Archiv der Senckenberg Gesellschaft für Naturforschung, Bd. 1832.

[73] Archiv der Senckenberg Gesellschaft für Naturforschung, Bd. 225.

[74] Adickes, Franz: Persönliche Erinnerungen zur Vorgeschichte der Universität Frankfurt a. M. Frankfurt am Main, 1915. S. 44.

[75] Adickes, Franz: Persönliche Erinnerungen zur Vorgeschichte der Universität Frankfurt a. M. Frankfurt am Main, 1915. S. 44.

[76] Institut für Stadtgeschichte V48 24.

[77] Institut für Stadtgeschichte V48 24.

[78] Archiv der Senckenberg Gesellschaft für Naturforschung, Bd. 225.

[79] Archiv der Senckenberg Gesellschaft für Naturforschung, Bd. 225.

[80] Archiv der Senckenberg Gesellschaft für Naturforschung, Bd. 225.

[81] Archiv der Senckenberg Gesellschaft für Naturforschung, Bd. 1951; Institut für Stadtgeschichte V48 2.

[82] Institut für Stadtgeschichte V48 2.

[83] Vertrag abgedruckt bei Bary, August de: Geschichte der Dr. Senckenbergischen Stiftung 1763–1938. Ein Zeugnis des Frankfurter Bürgersinns in 175 Jahren. Frankfurt am Main, 1938. S. 218ff.

[84] Institut für Stadtgeschichte V48 2.

[85] Vertrag abgedruckt bei Wachsmuth, Richard: Die Gründung der Universität Frankfurt. Frankfurt am Main, 1929. S. 153.

[86] Das Jügelhaus, das neue Auditoriengebäude der Akademie für Sozial- und Handelswissenschaften zu Frankfurt a. M. und die bei seiner Einweihung am 21. Oktober 1906 gehaltenen Reden. Jena, 1907. S. 66f.

[87] Institut für Stadtgeschichte V48 829.

[88] Institut für Stadtgeschichte V48 700, 829.

[89] Archiv der Senckenberg Gesellschaft für Naturforschung, Bd. 135.

[90] Archiv der Senckenberg Gesellschaft für Naturforschung, Bd. 135.

[91] Archiv der Senckenberg Gesellschaft für Naturforschung, Bd. 135.

[92] Archiv der Senckenberg Gesellschaft für Naturforschung, Bd. 135.

[93] Physikalischer Verein, Verein für Geographie und Statistik, Ärztlicher Verein, Neue Zoologische Gesellschaft, Palmengartengesellschaft, Verein für naturwissenschaftliche Unterhaltung, Gesellschaft für Anthropologie, die sechs großen hiesigen Museen und die auswärtigen naturhistorischen Gesellschaften aus Gießen, Hanau, Heidelberg, Mainz, Mannheim, Marburg, Offenbach und Wiesbaden.

[94] General-Anzeiger, 14. Oktober 1907.

[95] Archiv der Senckenberg Gesellschaft für Naturforschung, Bd. 1951.

[96] Archiv der Senckenberg Gesellschaft für Naturforschung, Bd. 1803.

[97] Archiv der Senckenberg Gesellschaft für Naturforschung, Bd. 437, 439, 502, 612, 861.

[98] Busch, Wilhelm: Plaudereien in meinem Studierzimmer. Gladbeck, 1965. S. 205.

[99] Frankfurter Nachrichten, 13. Dezember 1907.

[100] Körner, Otto: Erinnerungen an Moritz Schmidt. – In: Bericht der Senckenbergischen Naturforschenden Gesellschaft in Frankfurt am Main, 1908. S. 35.

[101] Frankfurter Kirchenkalender für die evangelischen Gemeinden

Großfrankfurts. Frankfurt am Main, 1939.

[102] Körner, Otto: Erinnerungen an Moritz Schmidt. – In: Bericht der Senckenbergischen Naturforschenden Gesellschaft in Frankfurt am Main, 1908. S. 45.

[103] Internationales Centralblatt für Laryngologie, Rhinologie und verwandte Wissenschaften, Berlin, 1908. Nr. 1. S. 1.

[104] Internationales Centralblatt für Laryngologie, Rhinologie und verwandte Wissenschaften, Berlin, 1908. Nr. 1. S. 1.

[105] Frankfurter Nachrichten, 15. Februar 1930.

[106] Sigriz, Mechthild von: Bernried am Starnberger See. Emmy und Moritz von Wendland. Unveröffentlichter Aufsatz, 2004.

[107] Metzler-Archiv Nr. 1067.

[108] Paul Arnsberg gibt das Vermögen der Speyers beim Tod von Georg Speyer mit 31 Millionen Mark an. Davon waren zwischen 8 und 10 Millionen Mark für Stiftungszwecke vorgesehen. Arnsberg, Paul: Geschichte der Frankfurter Juden seit der Französischen Revolution. Band 2: Struktur und Aktivitäten der Frankfurter Juden von 1789 bis zu deren Vernichtung in der nationalsozialistischen Ära. Darmstadt, 1983.

[109] Metzler-Archiv Nr. 331b.

[110] Institut für Stadtgeschichte V48 14.

[111] Metzler-Archiv Nr. 331.

[112] Metzler-Archiv Nr. 2211.

[113] UniReport Johann Wolfgang Goethe-Universität Frankfurt am Main, Jahrgang 37, 18. Oktober 2004. S. 15.

[114] Per Januar 2014 gehörten dem Beirat an: der Betriebswirt Prof. Jan Pieter Krahnen (*1954), die Biologin Prof. Stefanie Dimmeler (*1967), der Althistoriker Prof. Hartmut Leppin (*1963), der Physiker Prof. Horst Stöcker (*1952) und der Unternehmer Stefan Messer (*1955).

Abbildungsnachweis

Titelbild: Bankhaus Metzler, Frankfurt am Main, Historisches Archiv

(1) Renate Schwander (privat)
(2) Bankhaus Metzler, Frankfurt am Main, Historisches Archiv
(3) Sebastian Krupp, Nauheim; Die Porträtsammlung der Dr. Senckenbergischen Stiftung, Frankfurt am Main
(4) Archiv Senckenberg Gesellschaft für Naturforschung, Frankfurt am Main
(5) Bankhaus Metzler, Frankfurt am Main, Historisches Archiv
(6) Gottfried Vömel, Institut für Stadtgeschichte, Frankfurt am Main, S7 Voe / 01021
(7) Bankhaus Metzler, Frankfurt am Main, Historisches Archiv
(8) Bankhaus Metzler, Frankfurt am Main, Historisches Archiv
(9) Bankhaus Metzler, Frankfurt am Main, Historisches Archiv
(10) Gottfried Vömel, Institut für Stadtgeschichte, Frankfurt am Main, S7 Voe / 1897
(11) akg-images, Berlin
(12) akg-images, Berlin
(13) akg-images, Berlin
(14) Bankhaus Metzler, Frankfurt am Main, Historisches Archiv
(15) Horst Ziegenfusz, Historisches Museum Frankfurt am Main
(16) Bankhaus Metzler, Frankfurt am Main, Historisches Archiv
(17) Bankhaus Metzler, Frankfurt am Main, Historisches Archiv
(18) Bankhaus Metzler, Frankfurt am Main, Historisches Archiv
(19) Bankhaus Metzler, Frankfurt am Main, Historisches Archiv
(20) Bankhaus Metzler, Frankfurt am Main, Historisches Archiv
(21) Bankhaus Metzler, Frankfurt am Main, Historisches Archiv
(22) Sebastian Krupp, Nauheim; Die Porträtsammlung der Dr. Sen-

ckenbergischen Stiftung, Frankfurt am Main

(23) Archiv Evangelische Maria-Magdalena-Gemeinde, Frankfurt-Sachsenhausen

(24) Archiv Evangelische Maria-Magdalena-Gemeinde, Frankfurt-Sachsenhausen

(25) Archiv Evangelische Maria-Magdalena-Gemeinde, Frankfurt-Sachsenhausen

(26) Archiv Evangelische Maria-Magdalena-Gemeinde, Frankfurt-Sachsenhausen

(27) Gottfried Vömel, Institut für Stadtgeschichte, Frankfurt am Main, S7 Voe / 343

(28) Bankhaus Metzler, Frankfurt am Main, Historisches Archiv

(29) Institut für Stadtgeschichte, Frankfurt am Main, S7P 1998 / 58

(30) Institut für Stadtgeschichte, Frankfurt am Main, S7A 1998 / 10741

(31) Archiv Senckenberg Gesellschaft für Naturforschung, Frankfurt am Main

(32) Institut für Stadtgeschichte, Frankfurt am Main, S7A 1998 / 12.842

(33) Sven Tränkner, Archiv Senckenberg Gesellschaft für Naturforschung, Frankfurt am Main

(34) Universitätsarchiv Frankfurt am Main

(35) Archiv Senckenberg Gesellschaft für Naturforschung, Frankfurt am Main

(36) Gottfried Vömel, Institut für Stadtgeschichte, Frankfurt am Main, S7 Voe / 2218

(37) Institut für Stadtgeschichte, Frankfurt am Main, S7A 1998 / 26.818

(38) Sebastian Krupp, Nauheim; Die Porträtsammlung der Dr. Senckenbergischen Stiftung, Frankfurt am Main

(39) Gottfried Vömel, Institut für Stadtgeschichte, Frankfurt am Main, S7 Voe / 1230

(40) Archiv Senckenberg Gesellschaft für Naturforschung, Frankfurt am Main
(41) Institut für Stadtgeschichte, Frankfurt am Main, S7A 2004 / 123.
(42) Archiv Senckenberg Gesellschaft für Naturforschung, Frankfurt am Main
(43) Sebastian Krupp, Nauheim; Die Porträtsammlung der Dr. Senckenbergischen Stiftung, Frankfurt am Main
(44) Archiv Senckenberg Gesellschaft für Naturforschung, Frankfurt am Main
(45) Universitätsarchiv Frankfurt am Main
(46) Bankhaus Metzler, Frankfurt am Main, Historisches Archiv
(47) Bankhaus Metzler, Frankfurt am Main, Historisches Archiv
(48) Bankhaus Metzler, Frankfurt am Main, Historisches Archiv
(49) Bankhaus Metzler, Frankfurt am Main, Historisches Archiv
(50) Bankhaus Metzler, Frankfurt am Main, Historisches Archiv
(51) Bankhaus Metzler, Frankfurt am Main, Historisches Archiv
(52) Bankhaus Metzler, Frankfurt am Main, Historisches Archiv
(53) Bankhaus Metzler, Frankfurt am Main, Historisches Archiv
(54) Bankhaus Metzler, Frankfurt am Main, Historisches Archiv
(55) Bankhaus Metzler, Frankfurt am Main, Historisches Archiv
(56) Uwe Dettmar, Frankfurt am Main
(57) Uwe Dettmar, Frankfurt am Main
(58) Uwe Dettmar, Frankfurt am Main

Wir haben uns bemüht, die Inhaber der Urheber- und Nutzungsrechte für die Abbildungen zu ermitteln und deren Veröffentlichungsgenehmigung einzuholen. Falls dies in einzelnen Fällen nicht gelungen sein sollte, bitten wir die Inhaber der Rechte, sich an den Verlag bzw. die Goethe-Universität zu wenden. Berechtigte Ansprüche werden selbstverständlich abgegolten.

Fachbeirat

In der Reihe Gründer, Gönner und Gelehrte bereits erschienen:

Ralf Roth: Wilhelm Merton. Ein Weltbürger gründet eine Universität, Frankfurt am Main 2010.

Horst Schmidt-Böcking, Karin Reich: Otto Stern. Physiker, Querdenker, Nobelpreisträger, Frankfurt am Main 2011.

Monika Groening: Leo Gans und Arthur von Weinberg. Mäzenatentum und jüdische Emanzipation, Frankfurt am Main 2012.

Lothar Gall: Franz Adickes. Oberbürgermeister und Universitätsgründer, Frankfurt am Main 2013.

Heinz Grossekettler: Fritz Neumark. Finanzwissenschaftler und Politikberater, Frankfurt am Main 2013.

Anne I. Hardy: Friedrich Dessauer. Röntgenpionier, Biophysiker und Demokrat, Frankfurt am Main 2013.

Gerhard R. Koch: Theodor W. Adorno. Philosoph, Musiker, pessimistischer Aufklärer, Frankfurt am Main 2013.

Birgit Wörner, Roman Köster: Henry Oswalt. Bildungsbürger und Mäzen, Frankfurt am Main 2013.

Volker Caspari, Klaus Lichtblau: Franz Oppenheimer. Ökonom und Soziologe der ersten Stunde, Frankfurt am Main 2014.

Bernhard Streck: Leo Frobenius. Afrikaforscher, Ethnologe, Abenteuerer, Frankfurt am Main 2014.

Janus Gudian: Ernst Kantorowicz. Der „ganze Mensch" und die Geschichtsschreibung, Frankfurt am Main 2014.

Rolf Wiggershaus: Max Horkheimer. Begründer der „Frankfurter Schule", Frankfurt am Main 2014.

Umschlaggestaltung: Ines von Ketelhodt, k und m design
Satz: Julia Desch, Societäts-Verlag
Druck und Verarbeitung: Kessler Druck + Medien GmbH, Bobingen
Printed in Germany

ISBN 978-3-95542-125-0